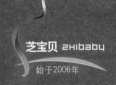

芝宝贝 zhibaby
始于2006年

成长·爱人·生活

U0391618

犹太人的怀孕书

计划做得好，宝宝更聪明

Jewish
pregnancy

〔韩〕洪荣载 著　申慧玉 译

中国妇女出版社

图书在版编目（CIP）数据

犹太人的怀孕书：计划做得好，宝宝更聪明 /（韩）
洪荣载著；申慧玉译. -- 北京：中国妇女出版社，
2016.10

ISBN 978-7-5127-1304-8

Ⅰ.①犹… Ⅱ.①洪… ②申… Ⅲ.①妊娠期－妇幼
保健－基本知识 Ⅳ.①R715.3

中国版本图书馆CIP数据核字(2016)第119739号

똑똑한 아이 낳는 유대인 임신 Jewish Pregnancy Ways to Get a Smart Baby by Dr.Hong
Copyright2013 ©by 홍영재（洪榮載）文& 나수은（羅秀恩）绘
All rights reserved
Simple Chinese Copyright©2015by BEIJNG ZHONG SHAN XIANG SHA BOOKS
INSSUE CENTER
Simple Chinese lauguage edition arranged with SAMSUNG PUBLISHING
through Eric Yang Agency Inc.

著作权合同登记号 图字：01-2016-3920

犹太人的怀孕书——计划做得好，宝宝更聪明

作　　者：〔韩〕洪荣载 著
译　　者：申慧玉 译
责任编辑：袁　荣
封面设计：古涧文化
责任印制：王卫东
出版发行：中国妇女出版社
地　　址：北京市东城区史家胡同甲24号　　邮政编码：100010
电　　话：（010）65133160（发行部）　　65133161（邮购）
网　　址：www.womenbooks.com.cn
经　　销：各地新华书店
印　　刷：北京盛兰兄弟印刷装订有限公司
开　　本：150×230　1/16
印　　张：15
字　　数：123千字
版　　次：2016年10月第1版
印　　次：2016年10月第1次
书　　号：ISBN 978-7-5127-1304-8
定　　价：48.00元

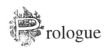

洪荣载博士的话

　　我们人生中最大的幸福是什么？我认为是看着孩子平安地出生，并照顾他们健康长大。我帮助了超过3万个新生命来到他们的父母身边，即使见到过这么多新生命的诞生，但是依然觉得生命如此神奇。那些父母看着刚出生的孩子，无一不是泪水与笑容、幸福与感动并存，每当看到这些情景时，我总会感觉到自己所从事的职业，是多么富有意义。

　　多年以来，我目睹了一批又一批的新生儿出生，并且他们长大后也在社会中有了自己满意的职业，但是相较于犹太民族的优秀人才，还是相差很远。我们想知道，是什么让我们这些犹太人以外的民族处于"技不如人"的局面？换句话说，就是我们只注重了"生"，而相应地忽视了"优"生。

　　从社会方面考虑，日益增加的抚养费和教育费、女性参与社会活动导致平均结婚年龄增大，这些都是造成优生率低的原因。近些年怎样提高优生率已经成为社会的热点话题，与分娩和育儿相关的福利政策也发生了很多变化。这样说来，提高优生率仅仅靠国家政策的变化就能解决吗？并非如此，那些生儿育女的父母也必须做出相应的改变。如果想生出聪明的孩子，父母就必须制订怀孕计划，对怀孕有一个充分的认识。

作为一名妇产科医生，我更为忧心的是当下这个现实问题：对想要孩子的夫妻来说，怀孕已经渐渐变成了一件困难的事情。环境污染及日常生活中的压力等各种原因导致不孕的夫妻数量一直在增加。男性的精子数量急剧减少，精子畸形现象不断增多；女性因为激素分泌不均衡，导致很难产生和排出卵子，这样的情况很多。此外，即使夫妻两人的生殖机能都没有任何问题，可仍旧无法怀孕。很多夫妻为了怀上孩子花费了大量的精力，有的甚至在人工授精和试管婴儿手术上耗费巨资。并且，有些即使在经历了"万难"后怀孕，因为心理和身体的原因，流产和畸形儿的风险也很高。

最后，我们必须承认：想生就生的时代已经成为过去，即使怀孕了也会面临很多风险。因此计划怀孕就显得尤为重要。

现如今，很多夫妻对怀孕的态度非常草率，往往是怀孕以后才开始学习孕期管理知识。因为父母的遗传因子决定孩子的健康和智力，如果想生一个健康聪明的孩子，就必须遗传给孩子良好的基因。健康的精子和卵子，是生出健康而又聪明的孩子必备的条件。为此，父母在怀孕之前，就必须为此进行一番周密的计划。

通过这本书，我想强调的是：计划怀孕并不是单纯意义上的怀孕，它的目的在于把孩子的健康和智力发挥到最好的状态，因此在怀孕前就要做好相应的准备。为此，首先丈夫和妻子都必须养好身体，让身体达到怀孕的最佳状态。此外，为了能够增加精子的数量并保证排卵的正常，夫妻双方应该至少在怀孕前三个月，就开始改变自身的不良生活习惯，营造和谐的夫妻关系，最终为怀孕做好最充分的准备。这样一来，我们才能把最优秀的基因遗传给自己最珍爱的孩子。所以，为了下一代，计划怀孕是非常有必要的。

但是，现阶段的夫妻好像并没有认识到计划怀孕的重要性。在年轻的夫妻中，很多人对计划怀孕没什么概念，只是盲目地决定他们什么时间怀孕。他们所认为的计划怀孕，就是在预定的怀孕时间前采取避孕措施。本书所强调的计划怀孕的目的并不是通过单纯的避孕来调整怀孕时间，而是要生出健康聪明的孩子。

本书通过介绍犹太人历史悠久的传统受孕法——尼达怀孕法，为读者提供关于下列问题的多元化信息：怀孕之前应该做哪些准备和检查；如何才能使健康的精子和卵子实现完美结合；该怎样营造和谐的夫妻关系以提高受孕概率；等等。

我们在了解计划怀孕之后就会知道，这其实并不是什么难事。只要夫妻虔诚以待，并持之以恒就有可能实现。如果按照这本书提示的方法去做的话，我相信绝大部分夫妻都会孕育出健康聪明的孩子。

希望世界上所有的孩子都能健康聪明地出生！

妇产科专科医生　洪荣载

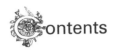Contents

目录

向犹太人学习
尼达怀孕法

如果想要聪明的孩子，
就从怀孕开始计划！

PART 3 能生出聪明孩子的孕前运动

谢特尔兹博士的生男生女法

犹太人的尼达怀孕法

胎儿和准妈妈幸福的10个月

照看准妈妈和胎教

附录
准备分娩用品

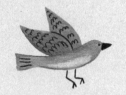
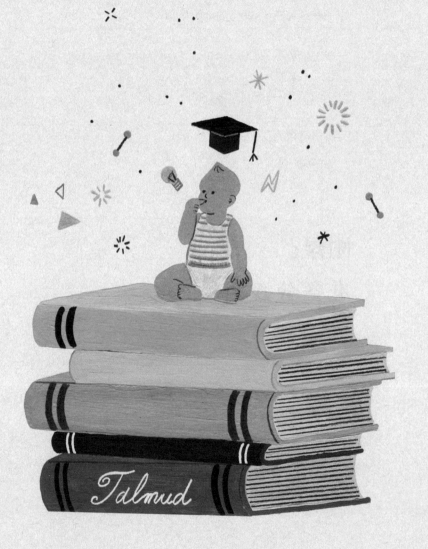

PART 1

向犹太人学习
尼达怀孕法

没有孩子的
国家没有未来！

　　墨西哥电影导演阿方索·卡隆曾执导过一部名为《人类之子》（Children of Men）的电影，这部电影向我们展现了这样一幅情景：

　　某一天，灾难突然降临，人类不能再繁衍后代，即使怀孕了，腹中的孩子也难以幸存下来。人类为此诚惶诚恐，寻求各种解决的办法，但也只是枉然，再也没有新的生命诞生了。30年后，人类对未来已经不抱任何希望，每天都像行尸走肉般地活着，整个世界陷入了绝望的黑暗之中。但是，有一天黎明乍现，一个黑人少女怀孕了，这个世界又重新燃起了希望，人类团结在一起，为了这个新生命的降生而努力着……

虽然大家会认为这只是电影里才有的情节，但这样的情况可能会在现实生活中上演。那么，为什么人类会陷入这样的境地呢？主要原因有两个，一是社会环境的问题，二是个人家庭的问题。

社会方面，首先是共同育儿能力不足的问题。我们一直以来都认为育儿是各个家庭自身的责任。但是，随着社会逐渐向产业化、西方化转变，踏入社会的女性不断增多，开始出现女性逃避生儿育女这一责任的现象。想要解决这个问题，就要把育儿责任从个人领域上升到社会共同领域。

个人方面，目前晚婚晚育现象越来越多。据统计，韩国男性平均结婚年龄超过32岁，而女性则超过30岁，晚婚的必然后果就是晚育。另外，结婚之后，女性由于社会生活或家庭经济问题而推迟生育的情况也很多。如果按这种生育方式持续下去，必然会导致晚育人数增多，最后很容易出现就算想要孩子也无法怀孕的不幸。再有，由于环境问题和压力增加等因素，男性的精子数量急剧减少，精子畸形的情况也正在日益增多。女性则由于激素失调，在卵子生产和排出上出现问题，从而导致了越来越多的不孕现象出现。

因此，就算男性和女性的生殖机能全部正常，也有可能无法怀孕，或者需要更多的时间才能怀孕。同时，怀孕之后流产的危险性增加，低体重儿或畸形儿出生的可能性越来越大。我们现在所处的环境使得怀孕不再是一件易事，况且即使怀孕了也无法保证就一定能够生出健康聪明的孩子。

　　在这种形势下，韩国年轻的夫妻最需要做的是什么呢？是有计划地怀孕。大部分人都是怀孕之后才进行怀孕管理，其实这是过于草率的态度。因为奇迹般的新生命往往是在毫无准备的情况下就到来了。

　　有个民族，在很久以前就懂得了计划性怀孕的重要性，并且将之付诸实践，它就是被全世界公认的头脑最聪明的犹太民族。犹太人在为人父母之前就已经在练习扮演父母的角色，在怀孕之前就去父母学校学习，与有经验的孕妇交流，提前熟悉应该怎样孕育孩子。

　　天下父母都希望生出健康聪明的孩子，对于面临优生率低的现状而言，这样的孩子也是新的希望。社会的全体成员都应该对孩子的出生和养育怀着希望与祝福，抱着一颗共同养育之心。当这样的制度基础形成的时候，整个社会就会迈上一个更加辉煌的新台阶。

当今，女性在社会的舞台上已经占据了重要的角色，这已经是不可抗拒的时代潮流，同时也是社会进步的表现，因此，明智地提高优生率问题成了社会必要的课题。这项课题虽然困难，但只要坚持不懈，就一定能够攻克。

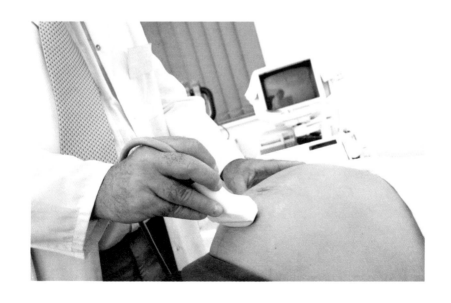

向犹太人学习

    犹太人从一开始在社会各个领域里崭露头角，就获得了众多赞誉，并以出类拔萃的成就闻名于世。他们在政治、经济、科学、艺术、文化等重要领域引领着世界的潮流。犹太民族似乎生来就具有比其他民族更高的智力水平，因此"犹太人改变世界"已成为一个不争的事实。

    美国东北部著名的"常青藤联盟"，也被称为"常青藤盟校"，其中的哈佛大学汇聚了世界上众多的优秀人才。令人惊讶的是，在约2万名哈佛在校大学生中，接近30%的学生是犹太人，他们组成了一个名为"希勒尔"的犹太人学生会，一起研究和探讨高端学术问题。不仅如此，美国"常青藤盟校"全体教员中约有40%是犹太人。犹太人的出类拔萃不仅仅局限于学术界，而且在美国经济杂志《财富》选定的百强企业的CEO（首席执行官）中，有超过30%的人也是犹太人。

在全世界人口中，犹太人所占的比重不到0.3%，是名副其实的少数民族。但是，在世界上众多民族中，犹太民族是拥有优秀人才最多的民族，他们培养人才的能力超乎想象。

在人类历史上，那些烙下伟大足迹的人物中，属犹太人最多。阿尔伯特·爱因斯坦[1]发表了"相对论"之后，从此成了名震世界的物理学家。他小的时候智力发育比别的孩子缓慢，在8岁之前一度被认为是智力低下的孩子，连他的父母和老师都没有想到他日后会有如此大的成就。爱因斯坦也是犹太人，他取得如此大的成就得益于犹太人的教育方式。这种方式成就了天才物理学家爱因斯坦。爱因斯坦有位相信他、始终没有放弃他的母亲，这也是犹太教育中最关键的因素。

---

[1]阿尔伯特·爱因斯坦（Albert Einstein，1879年3月14日至1955年6月12日），犹太人血统，著名物理学家，现代物理学的开创者和奠基人。他创立了代表现代科学的相对论，为核能开发奠定了理论基础，并于1921年获得诺贝尔物理学奖。

众所周知，美国的电影导演史蒂文·斯皮尔伯格[1]也是犹太人。他还在读书的时候，就开始创作电影，并备受关注。他用奇特惊人的想象力构造出来的电影，如《第三类接触》《E.T.》《侏罗纪公园》等总是能给人们带来不一样的视觉冲击。值得关注的是，他追求的是当今电影制作人完全想不到的主题与方法，这种特有的独创性正是斯皮尔伯格成功的关键因素所在。

　　除了这两人之外，在人类史上留下重大历史足迹的犹太人不胜枚举。金融业的创始人罗斯柴尔德、喜剧演员兼电影导演查理·卓别林、发明家托马斯·爱迪生、精神分析学家弗洛伊德、诗人海涅、画家夏卡尔、作曲家门德尔松……这些闻名于世的人物都有一个共同之处——他们都是犹太人。

　　犹太人的历史可以用一句话来概括，就是一部苦难史。他们从民族形成伊始就一直过着流浪及被奴役的生活，他们饱受战争及殖民者的迫害，遭遇了被杀戮、被驱赶等历史上所有

---

[1] 史蒂文·斯皮尔伯格（Steven Allan Spielberg，出生于1946年12月18日）犹太人血统，电影导演、编剧和电影制作人。曾两度荣获奥斯卡最佳导演奖，他的三部电影《大白鲨》《E.T.》与《侏罗纪公园》打破当时的票房纪录，成为当时最卖座的电影。

的苦难与逆境。直到第二次世界大战之后，随着以色列国的建立，他们才再次有了属于自己的国家。那么在此之前，犹太人这个没有专属国家的民族能够在全世界漂泊，并绽放如此耀眼光芒的秘诀是什么？

我们从被称为犹太人文化与教育之源的《塔木德》及约束夫妻关系的犹太人戒律"尼达"中可以找到原因。

备受世界瞩目的犹太人教育法《塔木德》

《塔木德》既是犹太人精神层面的引导者，又是素有"犹太人之父及老师"之称的犹太教祭司们经历了漫长的岁月，口口相传而留下的寓言书籍。全书共20卷，1.2万多页。书中涵盖了犹太人的历史、人物、精神、道德、宗教、传统、法律、文化、医学、科学以及与普通生活休戚相关的规则。犹太人把集5000年精神文化于一体的《塔木德》作为他们共同的精神财富，世世代代传承下来。

犹太人对《塔木德》中记载的纪纲、传统以及智慧是绝对相信并服从的。甚至可以说，在实际生活中，犹太人的精神风貌是"依照纲纪生活，依照纲纪死去"，他们这种严格遵守纲纪的严谨态度，闻名于世。就算是到了今天，全世界的犹太人都还坚守着《塔木德》中所蕴含的犹太民族的教育传统。

对于犹太人来说，《塔木德》是他们一生中需要反复阅读、回味、推敲和思考的圣典。无论时代如何变化，《塔木德》也将是他们永远不变的人生指南。那么《塔木德》中所强调的犹太人的教育法又是什么呢？

《塔木德》的教育核心用一句话来总结就是"提问与讨

论"。其实《塔木德》并不是一本蕴含绝对真理的书籍，它是一本由问答形式构成的讨论指南，记载了著名的犹太教祭司们论战的方式。《塔木德》没有规定既定的答案，而是将两种相悖的主张进行折中，旨在互相补充，臻善双方的逻辑。犹太人激烈争论的场面，很容易让人误以为他们是在吵架。为了不在争论中输掉，他们会倾注所有的热情去进行论战，他们不但大声地展开口舌之争，有时甚至还会用拳头捶桌子。因此无论何时在学习《塔木德》的"塔木德圣经之家"里总是热闹非凡。

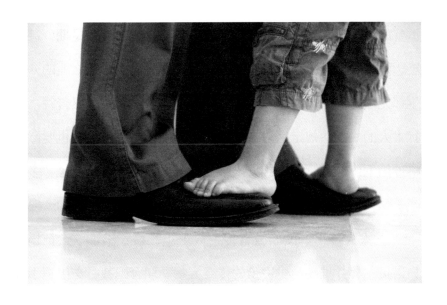

在犹太民族中，犹太人都是以家庭为单位对孩子进行教育的，而父母则是孩子的人生导师。犹太人分散在世界各地，他们的后代却能够不受地域的限制，成为社会各领域的英才，其中的主要秘诀就是：他们从小就在家里跟父母学习《塔木德》。在犹太人家庭中，对于孩子们提出的任何问题，父母总是尽全力去解答并与孩子讨论，这已经成为一种普遍的生活习惯。

犹太人计划怀孕法——"尼达怀孕法"

对犹太人来说，结婚如同出生、死亡一样，是一生中非常重要的事。在犹太民族中，犹太人的婚礼会持续一个星期，甚至达两个星期之久。据说犹太人如果娶不到妻子，那么他的一生都无法得到幸福，也无法得到神的祝福，更无法积累善行。犹太人的婚姻法规定，只有年满17岁才能结婚，性生活也要严格遵循纲纪来进行。对犹太人来说，结婚最大的目的就是"多产子嗣，繁衍后代"，这是一件贯彻神灵指示的严肃事情。

犹太人传承本民族教育传统数千年，培养出了一大批横扫诺贝尔奖并推动历史进步的传奇人物。联合国教科文组织于

1980年初开始关注他们的教育方法，最先感兴趣并着手研究的便是以提高犹太人资质而闻名于世的育儿法，其中就有犹太父母至今继承并遵守的戒律"尼达"。

"尼达"在犹太语中是"月经"的意思，《塔木德》中记载，"尼达戒律"是关于犹太夫妻关系的戒律，这个戒律从远古时代就开始流传，并一直被完好地继承下来。历经36年的研究结果表明，"尼达"是一种定时妊娠法，其中蕴含着科学的依据：只有当健康的卵子和元气旺盛的精子相遇时才能培育出健康优秀的孩子。也就是说，夫妻在性生活中的良好习惯有助于培养出聪明的孩子。

其实，没有任何人要求犹太人一定要遵守"尼达"，但是为了培育出聪明健康的孩子，他们会自发地去遵守这一戒律，这一点充分证明了"尼达"的优越性。

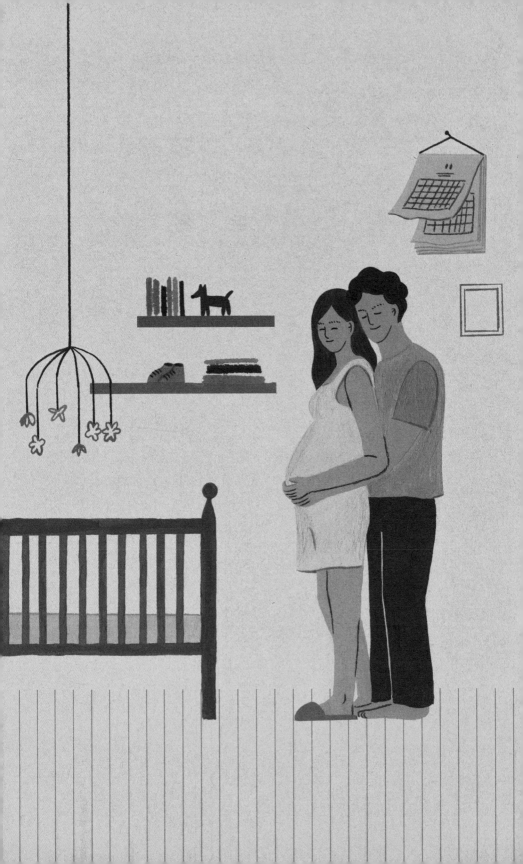

PART 2

如果想要聪明的孩子，就从怀孕开始计划！

夫妻，请首先制订怀孕计划

　　人的大脑、眼睛、耳朵、手和脚都是如何形成的呢？很多人对生命的诞生都有过诸如此类的好奇心。一个生命诞生在这个世界上，本身就是一个奇迹。但是，如果对新生命的诞生没有计划性，那么怀孕反而会带来一些担忧。一般情况下，女性在怀孕6~8周，怀孕的一些症状开始显现，这时才知道自己怀孕了。在此之前，很多人身体还没有调理好却意外怀孕了，还有的人甚至不知道自己怀孕，遇到病痛吃了对胎儿不利的药物，结果不得不做流产，等等。

　　在这里，我想说的是，一旦不健康的精子和卵子结合，即使胎教做得再好也无济于事。因为卵子与精子相遇的瞬间就决定了孩子是否健康聪明。

夫妻首先要做的事情就是交流，谈一谈什么时间生孩子好，并制订明确的计划。如果交流后认为现在还没有做好生孩子的准备，就应该做好避孕措施。

如果夫妻双方决定怀孕，而且在经济上、精神上都准备好了，最首要的任务是改掉各自的不良生活习惯。过度的压力及饮酒、吸烟等，不仅对夫妻的健康，而且对将要出生的孩子的健康，都会产生很坏的影响。饮食生活或服用药物等也是如此。不健康的饮食习惯不但是肥胖和慢性病的主要诱因，而且也是怀孕难的原因。特别要记住，准妈妈吃的食物会直接影响胎儿。

接下来要准备的事情就是孕前检查，以便确认夫妻的身体状态是否适合怀孕。我们可以在制订好怀孕计划后，去医院接受各项孕前检查。通过检查，可以准确知道：夫妻双方的身体状况是否适合怀孕，是否患有影响胎儿的疾病，以及精子与卵子是否健康，等等。孕前检查，不仅对胎儿十分重要，而且对孕妇也是非常重要的事情，所以绝对不要忽视。

我们经常认为只有备孕女性才需要去医院做孕前检查，而忽略了备孕男性接受孕前检查的重要性。备孕男性参与孕前检查，就能筛查出备孕男性患有的某种遗传疾病，这样就能事先切断备孕男性对胎儿不好的影响。而且，事先检查精子的健康状态，对于生一个健康聪明的孩子也是必需的，所以夫妻要一起去医院接受孕前检查。

如果已计划怀孕，
请改掉不良生活习惯！

　　如果夫妻已计划怀孕，那么首先要做的就是改掉不良生活习惯。实际上，能否成功怀孕很大程度受生活习惯的影响，大家明知这一事实，但却未对此引起足够的重视。

　　我们很容易被琐碎的生活习惯所同化，即使察觉到一些习惯不是很好，但也觉得没什么大不了。但是这些琐碎的生活习惯既能守护、也能摧毁我们的健康。好的生活习惯可以守护健康，这个观点并不是无稽之谈。

　　法国哲学家路易·皮埃尔·阿尔都塞（Louis Pierre Althusser）说："人类存在是习惯的集合。"意思是习惯决定我们的人生和健康。但是事实上越是不好的生活习惯越难以改掉。因为这些坏习惯对于我们来说是既熟悉又舒服的，所以明知道是错误的却很难在一朝一夕间改掉。

但是，如果考虑到怀孕，为了将要出生的孩子，就一定要改掉不良习惯。很多夫妻通过怀孕和生育，改掉了很多不良生活习惯，奠定了新的健康的生活基调。如果想改正不良生活习惯，就一定要坚持不懈。从现在开始，为了自己，更为了将要出生的孩子，努力养成健康的生活习惯吧!

忌压力与过度劳累

压力越大，怀孕的概率就越小。情绪不安不仅影响受精，还会导致怀孕初期的流产率增加。如果压力过大，会造成免疫力下降，就会引发感冒等疾病，服用感冒药，就不能备孕，所以应尽量避免压力过大。

过度劳累阻碍女性子宫平稳收缩，加重身体疲劳，阻碍怀孕，如果是男性，就会阻碍精子的生成。因此，为了怀孕，最好减少工作量，要避免上夜班，也尽量不要把工作带回家去做。

有规律的睡眠和运动

无论是男性还是女性，如果想怀孕，激素分泌必须协调。在人体生物节律上激素的生成与分泌主要是在夜晚进入睡眠后开始变得活跃。因此，为了怀孕，不要熬夜。男女必须睡眠规律，保持一天平均8个小时的睡眠，在晚上12点之前必须进入熟睡状态。

适当的运动可以减少压力，使血液循环顺畅，并促进激素分泌。特别是，如果想要怀孕的夫妻一起散步，会分泌使心情愉快的激素，增进感情，提高亲密感，怀孕的可能性也会提高。如散步之类的有氧运动，一周三次以上较为适宜。要避免长时间剧烈运动，因为如果过度疲劳，打破身体均衡，反而会阻碍怀孕。

戒烟戒酒

对于怀孕，酒和烟会引起更严重的问题。乙醇和尼古丁加速老化，引起激素障碍，损害精子和卵子。在怀孕初期，不知道自己已经怀孕，有的女性可能会存在继续喝酒等情况，要注意——怀孕期间不存在饮酒安全期。

男性和女性如果在继续吸烟、饮酒的状况下怀孕，对胎儿造成的不良影响要增加2~5倍。严重的话，如果遗传基因受损的精子和卵子结合，可能会损坏胎儿的神经系统或引发智力障碍，也可能生育出畸形儿，因此必须无条件戒烟戒酒。

调节饮食习惯

正在备孕的夫妻应至少在3个月前就开始改善食谱。如果平时喜欢肉食，或无节制地吃一些方便面、比萨饼、点心等垃圾食品，超过标准体重的可能性就会很大。

即使是正常体重的健康女性，也不要只食用自己喜欢的食物，需要摄取均衡的营养，特别要注意蛋白质、钙、铁的摄取量，以免不足。维生素和无机质虽然不是产生能量的营养素，但是对于调节身体机能具有重要作用。

"父母的饮食习惯影响孩子一生的健康。"所以妈妈的饮食习惯无比重要。

走出肥胖

肥胖的女性比体重正常的女性受到月经不调困扰的可能性要大，怀孕可能性也小。而且妊娠后遗症、妊娠性高血压、早产等风险也会增大。怀孕后，很容易得妊娠中毒症和妊娠糖尿病。很多研究证明，男性肥胖也会对不孕和流产造成影响。过多的脂肪组织引起性激素代谢问题，妨碍精子的生成。有人指出这是因为脂肪会使体温升高。如果生成精子的睾丸变热，不正常的精子就会变多。如果准备怀孕，摆脱肥胖是首要的任务。

慎用药物

因女性不知道自己怀孕，仍然服用感冒药或接触X射线辐射而进行的流产手术比例占到12.6%。

药物成分全部排出体外需要一些时间，而且有些药物成分对胎儿是致命的。因此准备怀孕的女性从怀孕前就要慎重用药。

怀孕前服用过的药物成分弄不好会导致流产，或引发畸形，所以育龄女性即使在怀孕前，服用药物也要征询医生的建议。

保护子宫

如果宫寒，卵巢机能就会受阻，卵巢机能低下的话，女性的身体就不适合怀孕，所以精子与卵子就不能结合或受精卵无法着床，即不能怀孕。因此想要怀孕的女性应该做好腹部保暖。

摄取适量的咖啡因

咖啡因是一种中枢神经刺激剂，所以备孕女性最好不要大量摄取。

如果怀孕中咖啡因摄取过量，引发流产、早产、体重低等状况的概率会变大。但是大家都知道每天喝一杯含200毫克左右咖啡因的咖啡，对胎儿的成长没有害处，要是实在很想喝，请一日只饮一杯。

咖啡因除了咖啡之外，红茶、可乐、可可粉、镇痛剂、综合感冒药等我们周围经常接触的食品和药物中也含有。因此除了咖啡之外，通过食品和饮料，也会摄取咖啡因，考虑到这些，应该注意每日不要摄取过多的咖啡因。

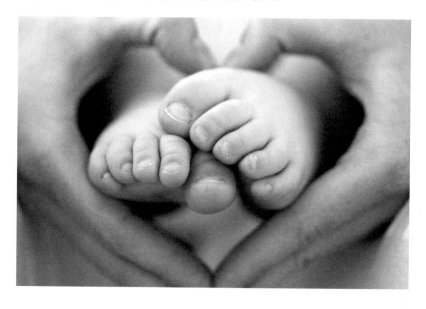

怀孕前，
双方一定要接受的检查

古话说："土地肥沃，才有好收成。"正如此话所讲，社会上传统的认识是，怀孕的成功与否，或怀孕后胎儿的健康状况，最看重的是女性的健康。因此，女性怀孕前要接受很多检查，确认是否能够怀孕。如果怀孕的话，有没有对胎儿造成影响的疾病等。

备孕男性很容易被忽视，但是土地肥沃，种子却不好，也不可能有好收成，所以和备孕女性的健康一样，也一定要确认备孕男性的健康状况。因为对于生孩子，男性的作用和女性的作用一样重要。备孕夫妻一定要接受下面的检查和咨询之后再准备怀孕。

备孕女性必须接受的检查

荨麻疹抗体检测

怀孕的女性如果得了荨麻疹，婴儿可能患白内障、心脏疾病、发育障碍、听力障碍等疾病，所以备孕女性一定要接受荨麻疹抗体检测。通过血液检查可以确认是否形成了荨麻疹抗体，如果没有抗体，就要接种疫苗，3个月后再开始准备怀孕。

性病检查

有的性病是难以怀孕的，有的则是孕妇把病传给胎儿。像梅毒，如果接受了治疗，不会对胎儿造成任何影响，但是如果在不知道染病的状态下怀孕，有的性病可能导致流产或引起孩子智力障碍等。因此女性准备怀孕之前一定要接受性病检查，如果有性病，治愈之后再开始尝试怀孕。

肝炎检查

患有肝炎的孕妇生育的孩子，从出生时就被传染了肝炎。因此，备孕女性应提前确认是否患有肝炎，如果患有肝炎，要在接种疫苗或治愈之后再尝试怀孕。

血型检查

孕妇在生产时可能会大出血或出现始料未及的事情而处于危险的境地。这时就需要输血，所以最好事先知道孕妇的血型。血型检查时，应该进行ABO型和Rh型检测。

贫血检查

因为胎儿通过妈妈的血液吸收养分，所以如果贫血的女性怀孕，很难在孕期给胎儿供应足够的营养，而且很容易对孕妇的健康造成危害。如果孕期继续贫血，生产时，孕妇和胎儿就会有危险。

因此要接受贫血检查，如果确认贫血，要遵循医生的嘱咐服用含铁制剂等，治愈之后，再开始准备怀孕。

高血压检查

如果患有高血压的女性怀孕，不只会对胎儿造成影响，孕妇也可能患上妊娠中毒症。因此，要进行高血压检查。如果有，就要接受治疗，血压正常后再准备怀孕。

糖尿病检查

糖尿病不仅很容易遗传给孩子，而且如果糖尿病严重，生育畸形儿的可能性也会提高。接受糖尿病检查后，如果患有糖尿病，则需根据医生的嘱咐治疗，调节血糖后再准备怀孕。

结核检查

调查发现，做孕前检查的人很容易忽略结核检查，认为没有必要，其实这同样是个很重要的环节。因为一般结核检查需要接触X射线，这会对胎儿造成影响，所以应该在怀孕前接受检查。如果发现结核病，治愈后再尝试怀孕。

小便检查

怀孕前通过小便检查可以确认是否患有妊娠中毒症、肾病等，能够预防孕妇流产和早产。

卵巢和子宫囊肿检查

胎儿要在子宫中生长10个月（按4周为一个月计算），这项检查是要确认子宫和卵巢有无异常，在怀孕前务必要进行此项检查。

遗传病咨询

这是备孕夫妻都需做的检查。包括双方各自的家族,如果有遗传病,一定要通过咨询了解遗传的可能性,然后再尝试怀孕。除了咨询身体上的疾病之外,精神疾病和身体障碍是否遗传也要咨询。

疾病咨询

患有糖尿病、癫痫、哮喘等痼疾的准妈妈,一定要咨询医生现在的身体状态是否可以怀孕。并且也要咨询治疗痼疾所服用的药物是否会对胎儿造成伤害,是否妨碍怀孕,等等。

备孕男性必须接受的检查

肝炎检查

即使备孕女性没有肝炎,但备孕男性患有肝炎,也会通过性传染,然后又会传给孩子。因此,准爸爸也要和准妈妈一样在怀孕之前做肝炎检查,如果没有肝炎抗体,就要接种治疗之后再尝试怀孕。

性病检查

因为性病通过性行为传染，如果男性患有性病就会传染给女性。备孕男性要做梅毒、淋病、疱疹、衣原体病等一般性病检测。最好也做一下艾滋病检测，因为献血、打针或输液也会感染艾滋病病毒。

前列腺炎检查

如果男性有尿频、排尿不畅、射精后疼痛、阳痿等情况，要先进行前列腺炎检查，然后再决定要孩子比较好。前列腺是与精子的生成和射出有很大关系的器官，如果出现异常，要及时治疗，治愈后再计划怀孕，才可以保证健康的精子受精。

性功能检查

阳痿等性功能异常与精神压力有关，也与糖尿病、性染色体异常、内分泌失调、脑垂体肿瘤等因素有关。是否患有此种疾病应该通过性功能检查进行确认，即使是压力导致的性功能障碍，也要在治愈后再尝试怀孕。

除此以外，也要进行一般血液等检查。

孕前3个月
停止服用避孕药

　　如果已经改变了生活习惯，也要去医院做个检查，然后就可以正式进入备孕阶段了。如果之前在服用避孕药，则应该在怀孕3个月前停止用药。即停止服用避孕药后，再过3个月开始尝试怀孕，因为避孕药是通过调节激素阻止排卵来避免怀孕的。

　　如果想怀孕，必须正常排卵。因服用避孕药导致无法正常排卵的，通过停止服用药物可以恢复正常，这大概需要3个月。这3个月里，可以一边做怀孕准备，一边使用避孕套避孕。避孕套并不是通过调节激素来避孕，所以在正常排卵方面没有任何问题。

除此以外，使用皮下埋植避孕法（将含有黄体酮的软管移植到胳膊上）或避孕环避孕法（在子宫内放入避孕环阻止受精卵着床）等方法避孕的人，可以直接去医院取出软管或者避孕环就可以了。此时需要确认是否有炎症，如没有异常就可以开始准备怀孕了。

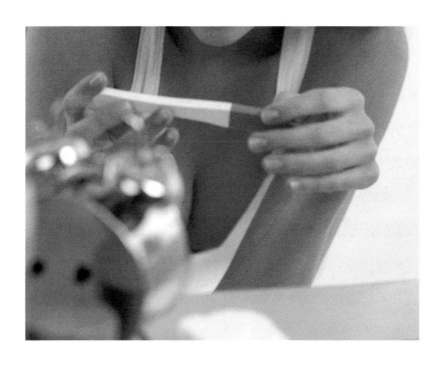

备孕男性
要检查精子数量

　　男性的精子数量正在快速减少。英国的一项研究结果表明英国男性10年间精子数量减少了大约1/3。丹麦内分泌学家尼尔斯·斯卡克柏克对美国等20多个国家的男性进行调查，发现精子在半个世纪里减少了50%。

　　减少的并不只有精子数量。世界卫生组织（WHO）称精子的活跃性与20年前相比，减弱了50%~80%。精子的活跃性减弱意味着正常移动的精子数量减少，即畸形精子和已经死亡的精子所占比率增加。

　　如果精子数量减少和活跃性降低，相应地，怀孕的概率也会变低。不仅产生流产和畸形儿的概率增大，具有优秀遗传因子的孩子的出生率也会降低。实际上，身体再怎么健康，长时间不能怀孕的情况与过去相比，全世界呈现增加的趋势。结婚后从准备怀孕到第一个孩子降生的时间也逐渐延长。所以最近医生都建议怀孕前一定要掌握丈夫的精子数量和精子活跃性等情况。如果精子数量较少，活跃性比较低，在怀孕前应努力提高精子数量再尝试怀孕。

开始计划怀孕前，备孕男性要先做精子检查，利用3个月时间努力提高精子数量，在尝试正式怀孕前最好再做一次精子检测。

通过精子检测可以知道的事情

·**精子量**：精子量是指射精前分泌的精液量。一般男性一次排精量为2毫升～5毫升。

·**精子数量**：一次射精分泌的精液含有1亿～2亿个精子。但是并不是1亿以下就不能怀孕。现在很多男性精子数量只有5000万～7000万个，也成功受孕了。但是，精子数量在3000万个以下就不可能怀孕。

·**精子的活跃性**：我们可以知道精液中的精子正常活动的有多少。精液中有正常的精子，也有畸形的精子、死亡的精子。畸形或死亡的精子多时，精子的活跃性就会降低。精子的活跃性越高怀孕的可能性就越大，相反，怀孕的可能就越小。

备孕女性应确认排卵正常

在备孕男性检查精子和为提高精子数量而努力期间，备孕女性也有必须做的事，那就是平衡激素，正常排卵。因为如果健康状况不理想或压力等原因激素难以正常分泌的话，会导致排卵不正常或排出没有受精能力的卵子。

那么我们如何了解激素是否分泌正常呢？如果是育龄女性，无论是谁，一月都会变一次魔术，所以激素是否分泌正常马上就会通过月经周期知道。

所谓月经周期指从月经开始的那天到下一次月经出现为止的时期。每个人的月经周期会稍有差异，为21~35天，其中以

28~30天的人居多。

如果女性计划怀孕，首先应该确定月经周期是否规律。最好尽可能记录下自己的月经开始日期和月经周期。

月经周期规律，就是激素分泌稳定的信号，因为引导月经的正是激素。如果确认的结果是月经周期稳定，就可以认为排卵是正常的。即如果月经周期规律，就意味着激素分泌、卵子生成和分泌等是正常的，因此可以确认身体是可以怀孕的。相反，如果月经周期不规律，每次月经来的时间都不同又会如何呢？这不仅意味着备孕女性的激素分泌不正常，也意味着其健康状态不理想或受压力困扰，所以需要一些时间调理，等恢复健康后再尝试怀孕比较好。

确认月经周期和月经是否有异常

·**月经紊乱：**月经紊乱指的是几个月不来月经或月经周期不规律，时来时不来。如果放任这种症状不管，可能引起激素障碍、早期闭经、骨质疏松、心血管障碍。所以如果这种现象持续3个月以上，就要去医院诊断原因，接受治疗。

·**痛经严重：**并不是所有的女性都受到痛经的困扰，即痛经不是必然的。正常来说，月经期间大部分女性都会感到微微的痛感，或是感到小腹微微坠痛。如果疼痛的程度很重，对日常生活产生妨碍，身体也可能会产生异常。子宫肌肉收缩的物质分泌过多或有子宫肌瘤，或发生子宫内膜炎时，生理上的疼痛也会很严重，所以去医院做检查是明智的。

· **月经量过多**：一般月经开始会持续3～7天，量多时为2～3天。但是在月经期间，经血量过多或月经期持续的时间过长，或者出现黑色血块，可以视为月经过多。子宫出现疾病或问题时，可能会导致月经过多，所以从预防的角度来看也要接受检查。

· **月经量过少**：与月经过多相反，月经期间只有一天，或量很少。这可能是卵巢功能退化或女性激素不足导致的现象，也可能是早期闭经的前兆，所以一定要去医院做检查。

适合备孕的运动
vs.不适合备孕的运动

　　怀孕前运动的最重要目标是顺产。怀孕前的运动可以提前预防可能会发生在身体上或精神上的问题，也有助于维持身体匀称，还可以减轻压力，提升幸福感，帮助顺产。生产后运动可以有效缩短身体恢复到怀孕前状态所需的时间。

　　在女性怀孕前的运动中，力量运动占相当大的比例。如果孕妇是怀孕末期，胎儿体重和羊水重量加起来应差不多达到10千克。假设必须背着10千克的重物生活，可想而知这需要多大的力量啊！这就不难理解为什么怀孕前一定要进行力量运动了。

怀孕前做运动时，一定要有效地摄取水分。先在运动前2小时左右喝2～3杯水，这样运动时可以保证身体水分充足，并且运动时间隔20分钟补充200毫升的水来增强运动效果。运动后也要喝200毫升水，补充因运动流失的水分。

男性要比女性做更多的剧烈运动。所以建议男性剧烈运动时使用阴囊托带。睾丸处聚集着很多微细血管，形态也大多凸出，很容易受到外部冲击而损伤。所以做危险较高的运动时，建议要用阴囊托带。

社会上正在掀起"好身材"热潮，现在男性力量运动已成为生活常态。并且为了短时间内增加肌肉，很多男性运动时服用类固醇之类的肌肉强化剂。肌肉强化剂使身体生成过多的睾酮，如果长时间服用，会导致出现性能力低下、前列腺增大、睾丸萎缩、无精子症等症状的可能性增大。虽然精子机能在中断服用肌肉强化剂4个月后可以恢复，但是激素分泌恢复正常却要花费3年以上的时间。

男性在运动中摄取水分也是非常重要的。特别是与女性相比，男性身体自身在运动中摄取的水分偏少，意思就是脱水的风险更高。如果持续摄取水分，会降低睾丸温度，很好地生成精子，所以运动中一定要保证摄取充足的水分。

有益于备孕女性的运动

· **瑜伽、伸展体操**：柔软性运动可以舒缓僵硬的肌肉，矫正脊柱或骨盆姿势，强化骨盆和生殖器的肌肉。特别是瑜伽，通过呼吸法和冥想不仅能安定心神，还能增加生殖器的血液循环量，提高生殖力。

· **快走、慢跑、健身、普拉提**：适当的有氧运动和力量运动，可以调节新陈代谢等，有助于怀孕，不会给身体造成负担。因此最好从备孕6个月前开始。

· **游泳**：游泳作为强化心肺功能的代表性运动，有助于锻炼全身肌肉，对于超重的女性也不会造成关节负担，可以非常有效地控制体重。怀孕前也好，怀孕期间也好，游泳都是既安全又健康的运动。

不利于备孕女性的运动

· **过于剧烈的运动**：跳水、滑水、骑马之类剧烈的运动还是不做为好。过于剧烈的运动可能会引起排卵障碍。

· **高尔夫**：一般女性高尔夫选手怀孕都比较困难。这是为了保护草地使用了大量农药的高尔夫球场的环境所导致的。因此如果喜欢打高尔夫球，必须保证摄取充足的水分，运动后一定要洗澡。

有益于备孕男性的运动

·**游泳**：可以降低睾丸温度，形成有助于精子生成的环境，有助于血液循环，锻炼下身，提高勃起和射精能力。

不利于备孕男性的运动

·**剧烈运动**：长时间在跑步机上跑步等剧烈运动并不好。特别是如果持续剧烈运动，精子数量和睾酮数值就会减少，最终导致生殖力弱化的可能性变大。

·**骑车**：骑车会提高生殖器的温度，降低精子的质量。实际上很多骑行选手有过勃起障碍。因为自行车的座位会压迫流向生殖器的血流，压迫担任勃起作用的神经。除了骑行选手，每天骑20分钟以上自行车的男性也会出现这种问题。

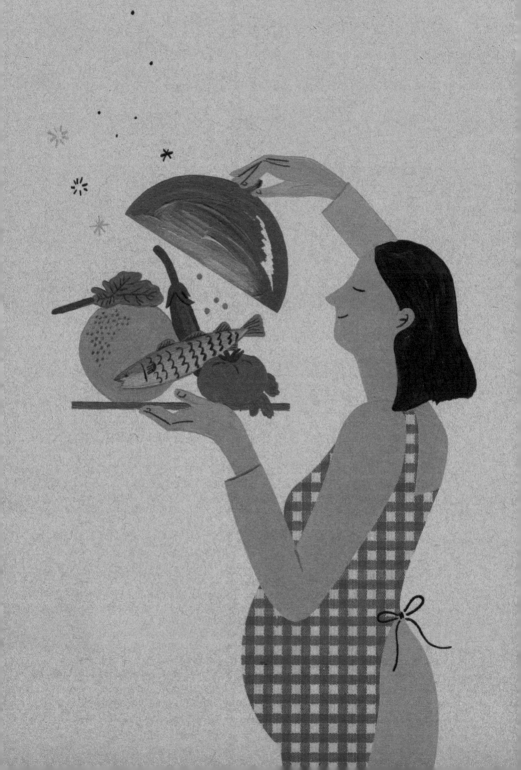

PART 3

能生出聪明孩子的
孕前运动

这样开始计划怀孕

如果改变了生活习惯，去医院检查没有任何异常，并且终止服用避孕药3个月，那么就可以马上开始准备怀孕了吗？

答案是"NO"！现在开始才是计划怀孕的起点。之前的阶段只不过是计划怀孕前必须确认的检查事项，从现在开始就更加重要了。

怀孕前3个月，备孕夫妻必须锻炼出可以生成健康的精子和卵子的体魄。这期间还必须保证受精卵将来着床的子宫的健康。如果想要精子和卵子相遇，尤其重要的就是提供精子和卵子的备孕夫妻的身体健康。

"3个月的调理，身体会有什么不同吗？"

"怀孕后再开始调理不行吗？"

"现在怀孕没有问题吧？"

这是什么话！经过3个月的努力，我们的身体会发生很大的变化。

减少过多的工作量和过大的压力，可以稳定激素？不错！这会使男性增加精子数量、提高精子活跃性，使女性排卵正常化，还能为受精卵着床提供良好的环境。

优良的食物可以提供充足的蛋白质？正确！不但男性的精子生成和分泌会更加顺畅，而且能够降低精子畸形率。并且可以治疗大部分女性出现的贫血，降低怀孕后贫血的风险。

虽然与以前相比有很大的不同，但仍有很多丈夫把怀孕的所有过程和责任全部推给妻子。然而，在怀孕、生产的过程中，丈夫的作用并不亚于妻子。因为丈夫为怀孕做的贡献不同，怀孕结果也会不同。所以丈夫和妻子要一起积极参与备孕工作。

正如怀孕不是一个人的事，幸福的怀孕也不是妻子一个人的力量。根据丈夫付出多少关心和努力的不同，结果会各种各样。

来吧！让我们一起——了解备孕夫妻为创造良好的身体条件必须共同准备的事项吧！

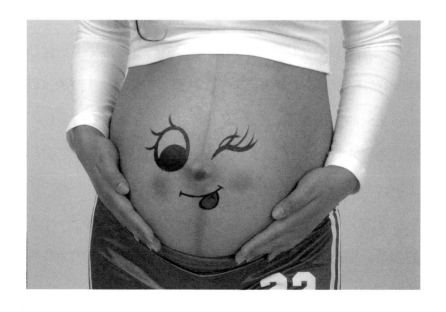

备孕男性要锻炼出
健康的体魄

　　备孕男性应该不断运动以锻炼下身，强化前列腺功能。睾丸的血液循环对于精子生成无比重要，所以应该避免穿紧身的内衣，而应穿宽松的内衣。如果穿着舒适宽松的内衣，可以防止生殖器官萎缩，使生殖能力更强。如果穿着非常紧身且不利于通风的紧身裤之类的衣服，会使生殖器官萎缩，引发前列腺炎，导致生殖机能异常。

　　接下来重要的事就是戒烟。尼古丁一旦在体内积累就很难消除，所以如果决定怀孕就应该立刻戒烟。与此相同，也应该减少饮酒。

电磁波也是引起精子畸形的最大因素之一。如果决定怀孕，就要远离电脑、手机传出的电磁波，才能生成健康的精子。使用电磁炉时最好保持一定的距离，也要避免长时间看电视或使用电脑。同时要保证生殖器的清洁，这是备孕男性首先要做的事情。

增加精子数量

虽然一次射精精液含有的精子数量是1亿～2亿个，但是很多现代人受环境、激素、压力等因素影响，含有的精子数量不足1亿个。实际上，近些年去医院检查的男性中，大部分男性精子数量是5000万～7000万个。

虽然不是说这些精子数量无法让女性受孕，但是在概率上，1亿个精子比5000万个精子含有的健康精子数和优质基因的精子数更多。因此，如果计划怀孕，首先要努力提高精子数量。

即使精子数量比想象的少，也不要太过失落。精子数量和精子活跃性随着身体状态的变化而变化，如果努力，在尝试怀孕前也可以提高精子数量或精子活跃性。

让我们坚持遵守前文所说的备孕夫妻身体管理规则的同时，用如下方法来生成健康的精子和提高精子数量吧！

导致精子数量减少的因素

到目前为止，掌握的精子数量和精子活跃性低下的原因有空气污染带来的环境激素增加、酒精的摄入、吸烟、过多服用药物等。因此如果想要增加精子数量，必须尽可能远离被污染的环境，戒酒戒烟，减少药物服用。

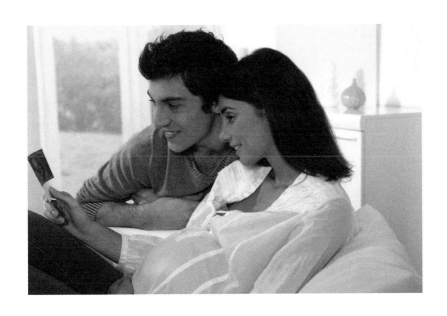

忌穿紧身三角内裤

生成精子的男性器官睾丸只有比普通体温低1℃～1.5℃时才会顺畅地生成精子。但是紧紧裹住身体的内衣通风不良使睾丸的温度变高。因此穿宽松的平角内裤要比三角内裤更好。

忌桑拿

睾丸的温度对精子数量会产生很大的影响。按照前面所说的，当温度低于体温时，精子生成能力较强，桑拿会提高睾丸的温度，这对于精子是致命的。并不是桑拿本身不好，而是男性如果经常做桑拿，精子的生成率就会降低。如果想要保持精子健康，睾丸和附睾的温度应该保持在33℃～34℃。

忌穿高跟鞋

可以使个子显高的高跟鞋在男性间也很流行，有报告指出，如果长时间穿高跟鞋可能减少精子数量，所以忌穿高跟鞋。

摄取含锌的食物

锌是矿物质的一种，是前列腺形成精液的必需营养素。

锌不足会导致精子数量减少，因此，需要增加摄取蜂蜜、沙丁鱼、青鱼、文蛤、糙米、萝卜干、豆粉、干蘑菇等含锌元素丰富的食物。

合理补充维生素A和维生素C

缺乏维生素A会使精子数量减少，缺乏维生素C会使精子质量下降。因此，要增加食用含有丰富维生素A的动物肝脏和含有丰富维生素C的水果等食物。坚持服用维生素补充剂也是很好的方法。

减少甜食、糖、动物性脂肪的摄取量

过甜或糖分过多的食物、动物性脂肪会减少精子数量。所以要忌食甜食，做菜时可以用蜂蜜代替白糖。可以用蛋白质丰富的鸡胸肉或鱼肉代替牛肉和猪肉，而且要尽量减少高转氨基酶的脂肪的摄取。做菜时，使用食醋可以减少白糖和盐的量，这一点也是需要引起注意的。

用温水或冷水洗澡

冷水有益于男性的健康，所以应多使用冷水擦身体，因为

这样可以降低睾丸的温度，效果较好。但是冬天如果用冷水擦拭身体，可能会令身体出现不适，所以建议使用温水沐浴，而夏天最好使用冷水或温水沐浴。

就寝时保持合适的室内温度

身体热，睾丸也必然会变热，所以房间里的温度很高并不好。所以睡觉时最好保持房内适宜的温度。

减少射精次数

医学结果表明，每次不射精时，精子数量会增加5000万～9000万个。因此，准备怀孕期间，夫妻间适当调节性生活的次数以减少射精次数，这也是增加精子数量的一个好方法。

对备孕男性健康有益的食物

健康长寿是所有人的愿望。备孕男性自身的健康，对将来出生孩子的遗传基因具有巨大的影响，所以健康成为必需的目标。但是健康并不像想象的那样简单。要想健康，必须减轻压力、坚持不懈运动，这并不像说起来那么容易。人生在世很难没有压力，而且要坚持按时抽出时间来运动也不是件容易的事。

但是为了将来的孩子，也为了自己，不能放弃健康。有什么简单的方法吗?

最简单且最愉快的健康秘诀可以从食物中寻找。吃既对身体有益，又能享受美味的食物，这种健康管理方法何乐而不为呢? 我整理了一些适合男性的又好吃又能释放压力的食物。这些食物不仅有助于释放压力，增加精子数量，还可以补充精力，有助于健康。

番茄

番茄可以预防前列腺疾病。有研究表明，每天吃番茄可以在很大程度上降低患前列腺癌的概率。前列腺出现问题会减少精子生成和分泌，所以番茄是备孕男性必不可少的食物。

生吃新鲜的固然好，但和其他水果或蔬菜不同，番茄加热吃效果更好。因为番茄的有益成分在加热后更易被人体吸收。煮熟的番茄或番茄酱，可以和很多食物搭配食用，不仅营养丰富，而且吸收效果更佳。

大蒜

大蒜是无敌滋养强身剂。它不仅能补充男性元气，增强男性激素分泌，增加精子数量，还对治疗男性阳痿卓有疗效。吃大蒜时，剥开后放置10分钟再吃比一剥开就吃效果更好，因为这可以增加大蒜的有益成分。

大蒜生吃效果最佳，但是不宜过多食用，以免对肠胃造成负担，可以放在菜里，或做成蒜酱。

大豆

大豆被称为"土地里的牛肉"，不仅蛋白质含量非常高，而且含有丰富的赖氨酸、精氨酸、谷氨酸等。大豆促进精子生成，调节男性内分泌，增强男性精力，治疗不孕。以大豆为原料的食物有豆腐、豆浆、大酱等。

茄子

茄子是寒性的，有助于促进血液循环，增强体力。使茄子呈现紫色的花青素能够抑制胆固醇的吸收，以降低不利于血管的有害胆固醇指数；同时，可以排出血管里的废物，净化血液。此外，丰富的膳食纤维可以预防便秘，有效缓解慢性疲劳。

胡萝卜

最近大家非常关注彩色食物。胡萝卜是橘黄色食物的代表，有助于明目、维持身体健康。特别是，对治疗男性性功能低下或阳痿卓有疗效，也有助于治疗肠胃疾病或便秘。

只是需要注意，如果胡萝卜和酒精一起食用，会对肝脏造成负担。胡萝卜生吃虽然也很好，但如果用橄榄油清炒食用，营养吸收率就会更高。而且胡萝卜和肉一起吃也很好，还可以将胡萝卜末放入鸡蛋汤、饺子馅里食用。

鸡蛋

在生活中，也许会有很多你不愿意参加却必须参加的酒席，男性常因此使肝脏处于危险的境地。鸡蛋可以保护肝功能，恢复损伤的肝组织，消除因肝损伤而产生的疲劳感，促进身体健康。鸡蛋含有生成精子所需的丰富蛋白质，备孕男性最好每日吃一个。

海蛎子

被称为"大海中的牛奶"的海蛎子是备孕男性的必备健康食物。海蛎子不仅富含前列腺生成精子所必需的营养元素锌，而且对保持男性生殖器系统健康也有良好的效果，同时还有助于消除忧郁和神经过敏等症。

备孕女性也要锻炼出
健康的体魄

　　对于备孕女性来说最重要的事莫过于生成健康的卵子，为此，子宫和卵巢必须是健康的。如果痛经很严重，不要一味强忍，应该吃中药调理，特别是在月经期间要做好腹部保暖，不要过度劳累、暴饮暴食。穿紧身衣会有损子宫健康，所以要尽可能穿宽松的衣服。还应该避免吃寒性食物，也不要长时间服用抗生素。平时可以坚持做"凯格尔运动"等使子宫和肛门收缩的练习。

　　压力是生成健康卵子的最大敌人，因此要避免过度紧张或生气。急剧的体重变化也是导致怀孕困难的因素，所以要好好调节体重。

　　现在就一起了解一下备孕女性必须做好哪些准备吧！

治疗痛经

饱受严重痛经困扰的女性比预想的要多，有的甚至严重到不能动的程度。也有女性因为月经周期不规律，不知道什么时间会来而变得焦虑，或因月经突然来了而惊慌失措。

近些年，痛经和月经不调的女性正在逐渐增多。压力和环境因素的影响尤为明显，表现为复杂的社会环境和上班族女性繁重的工作量、减肥过度，等等。

问题是大部分女性认为痛经和月经不调是正常的，认为这是身为女人无可奈何的事，痛经和月经不调导致的麻烦也是无法避免的。

但是，不能把月经想得那么简单。因为对女性来说，正常的月经无异于是健康的指向标。即月经出现问题或每次来月经都会很痛，就可以看作健康出现问题了，必须接受专业医生的帮助。

例如，当身体均衡被打破、激素分泌不正常时，就会出现月经不调或痛经。子宫等生殖器官出现异常或肾脏出现问题、精神受到冲击、心理不安或压力过大、身体营养不良等多种健康问题都和月经有关。

因此，出现痛经严重或月经不调等问题，就必须了解身体出现的问题，好好管理健康，严重时必须去医院接受治疗。同时，即使现在没有痛经或月经不调，为了月经正常最好养成如下生活习惯。

确保月经正常的生活习惯

• 晚上12：00之前必须入睡。

• 适当运动和休息。

• 按时吃一日三餐。

• 多吃大酱、豆腐等豆制品。

• 增加海带、紫菜、裙带菜等矿物质丰富的海藻类食物的摄取。

• 忌暴饮暴食和劳累过度。

• 做好腹部保暖。

• 忌穿紧身衣裤。

• 减少压力。

• 不要减肥过度。

- 保持合适的体重。

- 定期接受妇产科检查。

- 戒烟戒酒。

对子宫有益的食物

女性的子宫是孕育新生命的场所，是怀孕过程中最重要的器官。如果子宫很脆弱，受精卵就无法着床，怀孕本身就变得困难，而且怀孕初期流产的风险会增加。因此，备孕女性怀孕前，要努力使子宫变得健康结实。接下来，就跟大家说说有益于子宫健康的食物。

裙带菜

裙带菜不仅可以净化血液而且能够有效促使子宫收缩，同时还有丰富的纤维素可以预防便秘，也有助于减肥；含有大量钙质，有助于预防和治疗贫血。裙带菜对女性怀孕前后，包括生产后都是十分有益的。

黑豆

黑豆中含有补充女性激素的大豆异黄酮，它可以缓解因激素不均衡导致的月经不调，并可以净化血液，排出体内毒素，预防便秘和动脉硬化。

白鱼肉

白鱼肉是低卡路里、高蛋白食物，对减肥有显著疗效，不仅可以治疗因肥胖导致的激素不均衡和生理不规律，还可以预防慢性病。

艾草

艾草性温，有暖宫的作用，可以治疗宫寒，排出体内寒气和湿气，强化子宫机能。因此有益于腹寒或痛经严重的女性，也可以缓解手足冰冷。

艾草可以改善因激素不均衡导致的眩晕、食欲不振、失眠、头疼等。艾草富含无机质和维生素，可以缓解疲劳，实现身体均衡，对肠胃病和消化不良、便秘、腹泻、腹痛等也有显著疗效。

山蒜

山蒜可以增加食欲，其含有丰富的维生素C和钙质，不仅能够预防并治疗贫血，而且对失眠、胃炎、肠炎等也有一定疗效，还可以有效治疗子宫出血或月经不调等妇科疾病。

木耳

木耳可以净化血液，预防月经期出现血块，使血液循环更顺畅，可以防治子宫肌瘤的生成。

松子

松子含铁量丰富，对治疗贫血非常有益。

甘菊

甘菊可以泡茶，能够有效强化子宫机能，怀孕前后、产后喝都可以。

薰衣草

薰衣草泡茶喝可以有效治疗月经不规律，镇定安神，有助于怀孕前的情绪稳定。

有益于子宫健康的瑜伽姿势

瑜伽可以镇定安神、缓解压力，对怀孕前女性的情绪稳定和健康有显著效果。特别是，有益于子宫健康的瑜伽，能够提高怀孕的可能性，也有助于受精卵的着床。下面是初学者也容易做的瑜伽动作，每日坚持做30分钟将会收到显著效果。

结跏趺坐（莲花坐姿势）

作为对女性生殖器官有益的动作，不但可以有效强化子宫机能和缓解月经不调，而且可以促进激素分泌，镇定安神，消除便秘。

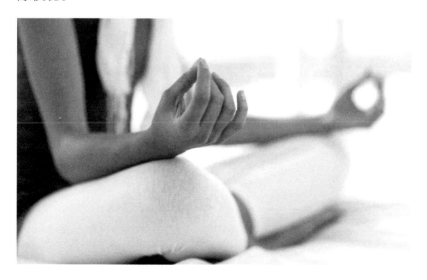

• 挺拔地坐着，将右脚抬到左大腿内侧根上，左脚抬到右大腿内侧。伸展腰部，下巴微收。眼睛轻轻闭上或放松地朝下看。过一定时间，换一下脚的位置。

排气姿势

使腹部凝结的血顺畅，缓解痛经。

• 在地上平躺，两膝盖靠拢，弯曲，向胸部靠拢，用双臂环抱住。抬起上身，使身体最大限度呈圆形。

桥式姿势

强健子宫，促进阴道收缩。

• 放松躺下，保持双膝弯曲，脚后跟尽可能触碰臀部，两手掌心朝下，轻轻触碰脚后跟。一边呼吸，一边抬起腰部和臀部，收回下巴。忍住呼气约5秒钟，并保持此姿势，之后一边呼出，一边放下臀部。

选择的食物决定着
我们的健康

俗话说："饮食不能治疗的疾病，便是无药可医。"中国传统中医也认识到养生是最基本的治疗方法。这就意味着我们所摄取的食物决定着我们的健康。

虽然前面已经说了很多方面，但是要想生个既健康又聪明的孩子，就应该具备健康的精子和卵子，要具备健康的精子和卵子，就必须保证备孕夫妻的健康。

因此在计划怀孕时，备孕夫妻的健康状况和保持身体健康与胎儿的健康一样重要。为此，决不能忽视能够给备孕夫妻带来健康的食品。

下面说一下计划怀孕时期应该选择食用的健康食品。

我们知道有很多不利于身体健康、不该吃的食品，如辣、咸、富含转基因脂肪的加工食品、垃圾食品等。几乎所有人都知道这些食品对身体有害。即使大家更倾向于听说某些食物对身体有益，应该食用，也会左耳朵进右耳朵出，不放在心上。

但至少在计划怀孕期间，哪怕很麻烦、很辛苦，也应该摄取健康食品。这段时期改善饮食生活的努力决定着未来孩子的健康的体魄和聪明的头脑，如果以这种警觉心努力，食用健康食品就不再困难，反而会变得很幸福。

但我们不可能摄取到所有的有益于身体的食品，而且也没有这个必要。孕前要有选择健康食品的智慧，即在健康食品中选择几种集中摄取。

保持身体健康的代表性食品有什么呢？美国著名的健康专业月刊《健康》选定并发布了世界性健康食品。下面这四种食品是备孕夫妻可以信赖的。

泡菜

首先是泡菜，它是所有韩国人都喜欢的食物，每天都摆在饭桌上，而且也成为当今世界备受瞩目的健康食品之一。泡菜是发酵食品，不仅有利于消化，而且能生成有益于乳酸菌活动的环境，降低胆固醇。另外，一项惊人的研究结果表明，泡菜能够遏制癌细胞增殖。泡菜蕴含丰富的维生素、钙、磷、无机物等，对计划怀孕的女性和孕妇非常有益；泡菜几乎是零脂肪的食物，蕴含丰富的纤维素，对于孕前需要减肥的人来说也是值得选择的代表性食品。

西班牙橄榄油

众所周知，橄榄油是长寿食品。它含有大量的防癌抗氧化物质和保护心脏的物质，不但可以预防衰老，有利于身体健康，而且它还可以促进新陈代谢，有利于激素的分泌，对计划怀孕的人来说是必备佳品。

此外，橄榄油非常有益于身体健康，能够预防和改善心脏骤停、脑出血和乳腺癌。研究表明，橄榄油在提高心脏机能方面效果尤为显著。美国食品药品监督管理局（FDA）允许在橄榄油宣传中加入"让心脏更健康"这句话。

兵豆

兵豆含有丰富的纤维素，食用后有饱腹感，有助于减肥，还能够降低胆固醇。它作为一种抗氧化剂，有防癌、防衰老、预防心脏病的功效。与其他豆子相比，兵豆富含锌，有助于生成精子，富含叶酸，可以防止胎儿畸形；而且它富含B族维生素，有益于孕妇和计划怀孕的女性。

日本纳豆

日本纳豆与韩国豆瓣酱相似，也是由大豆发酵而成的。日本人在吃拌饭、生鱼片等食物时经常食用纳豆。纳豆能缓解便秘，有助于减肥和增加肠内有益乳酸菌的活动，因此在孕前有助于缓解肥胖。另外，它还能排解压力、稳定心神，有助于生成和分泌激素。

必须摄取的营养素

孕前必须摄取叶酸

叶酸是一种B族维生素，是黄绿色蔬菜和大豆中富含的一种营养素，也是人体生成红细胞和血清必需的营养素之一。它有利于DNA（脱氧核糖核酸）的合成和脑机能的正常发育。并且，叶酸是生成脊髓液的主要元素，有利于预防脊椎分离症等神经管缺陷。

美国癌症研究所一项研究结果表明，叶酸摄取不足，会增加大肠癌和乳腺癌的发病率。成人一天的叶酸摄取量是400微克，如果在平时这个量是可以的，但是计划怀孕的人应该摄取更多的叶酸。

在孕期，需要比平时多摄取叶酸，因此孕后叶酸一天的摄入量要增加到600微克～800微克。

特别是在怀孕初期摄取叶酸是非常重要的。孕后前4周是胎儿神经管的发育时期，这期间如果孕妇摄取的叶酸不足，将会增加胎儿神经管缺陷概率，而且可能导致流产。为了防止此类事情的发生，应该在孕前补充充足的叶酸。至少应该在孕前1个月到孕后12周期间，每天服用400微克～800微克的叶酸补充剂。因为叶酸是水溶性维生素，所以除了部分孕妇外，即使摄取过多，也会通过小便排出，不会产生什么大问题。

对于有过生育神经管缺陷孩子经历和有糖尿病的准妈妈来讲，叶酸的摄取更加重要。因此应该咨询医生，每天服用定量的叶酸。

服用含有叶酸的维生素剂和摄取富含叶酸的食品也是一种好方法。就像前面所说的，叶酸在很大程度上影响DNA的合成，要想生出一个聪明的孩子，孕前应多吃富含叶酸的食品，以补充充足的叶酸。菠菜、草莓、卷心菜、芦笋、萝卜、橙汁、大豆、西蓝花、鸡肝和牛肝、麦芽、木瓜、甜瓜、全熟鸡蛋等食品都富含叶酸。

营养均衡最重要

不管是孕前还是孕中，最重要的是营养均衡，在孕前形成的良好饮食习惯有助于保持产后健康。首先，让我们了解一下孕前备孕夫妻必须摄取的营养素。

不饱和脂肪酸

不饱和脂肪酸是不会堆积在血管内的流动脂肪，有利于生成精子和子宫颈黏液。$\Omega-3$能预防脑血管疾病和心脏疾病，遏制体内炎症，提高免疫力，特别有利于孩子的大脑发育。不饱和脂肪酸不能在体内生成，需要通过食物和营养剂来摄取。鲜鱼中富含不饱和脂肪酸。葵花子油、芝麻油和夜来香油富含$\Omega-6$。

钙

钙是骨头的主要成分，能够预防女性骨质疏松，缓解经前期综合征，增强男性生育能力。像叶酸一样，钙可以通过饮食和营养剂来摄取，如牛奶和乳制品，连骨鱼中都含有丰富的钙，要想增加钙的吸收率，最好和维生素D一起服用。

铁

铁能保证血液机能平稳运行，是准妈妈和胎儿造血的必需营养素。人体一天铁的摄取量为15毫克，孕期为27毫克。孕前贫血会出现低体重儿和早产儿，因此从计划怀孕起就应该摄取充足的铁。而肉类、鱼贝类、黄绿色蔬菜、海藻类、坚果类等食物都含有丰富的铁。

锌

锌在男性前列腺、睾丸、精液、精子中浓度很高，是非常重要的矿物质。男性缺锌会减少精液和睾酮值。

女性缺锌会导致月经周期紊乱，降低怀孕能力，增大畸形儿或低体重儿的概率。花生、豆类和牡蛎等食物含有丰富的锌。

维生素A

维生素A是有助于女性激素分泌和排卵的必需营养素，肝脏、全脂奶粉、鸡蛋等都含有丰富的维生素A。但摄取过多反而有可能生下畸形儿。痘痘治疗剂和化妆品等含有的视黄醇也就是维生素A，孕前应多加注意。

维生素C

维生素C有助于骨骼、血管和牙齿的发育。缺乏维生素C会降低精子的活跃性，导致不孕，而新鲜蔬菜和水果中富含维生素C，所以应该多吃时令果蔬。

维生素D

分娩时，维生素D严重影响子宫的收缩。如果缺乏维生素D会导致胎儿在子宫内发育障碍、新生儿发育不良等发育迟缓问题。身体肥胖的准妈妈在孕期更应多摄取维生素D。

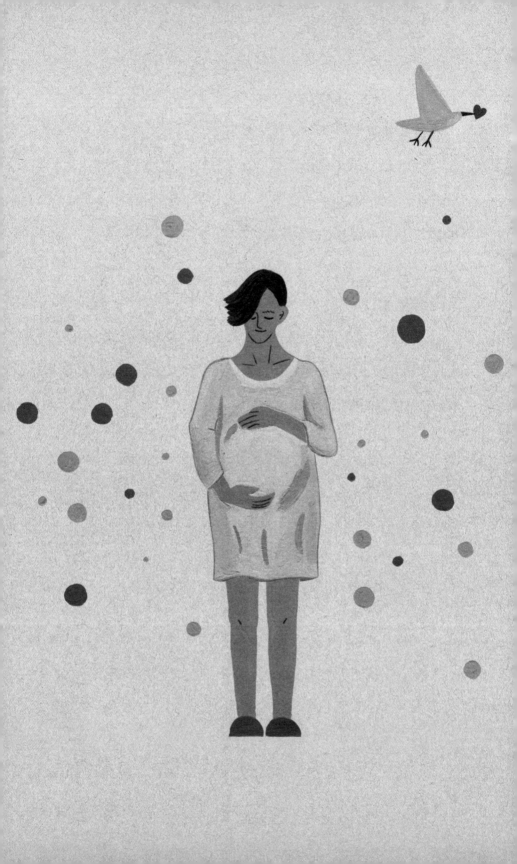

PART 4

谢特尔兹博士的
生男生女法

父母可以选择孩子的性别

　　孩子性别的选择，即选择分娩法，无论东西方，都通过各种秘方流传下来，而且也进行了无数研究，但并未取得什么成果。

　　20世纪60年代，一个可选择孩子性别的研究成果映入世人眼帘。最先开始这一研究的是哥伦比亚大学的兰德隆·谢特尔兹博士。

　　毫不夸张地说，如今很多选择孩子性别的方法都起源于谢特尔兹博士的研究。

1987年《纽约时报》介绍的"为了选择孩子的性别要研究新方法",实际上说的是谢特尔兹博士的见解,在美国正在推广的"男女婴分娩守则"也是根据谢特尔兹博士的研究开发出来的。

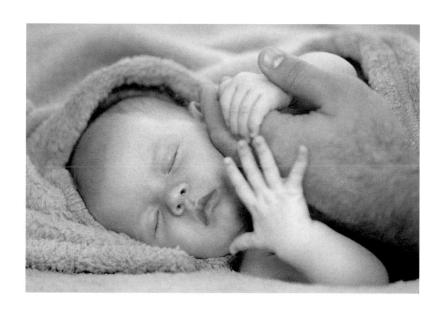

可以选择生男还是生女

那些关于选择生男生女的传说

如果能随意决定孩子的性别，人类历史将会发生翻天覆地的变化。既不会出现王朝因无传宗接代的王子而覆灭，亦不会有女性因未生出儿子而遭到冷遇，也不会出现为了培养上战场的士兵而只喜爱儿子，造成男女比例失调而导致种族灭绝。但是一直以来的选择生男还是生女的分娩法很难说是一种科学的、正确的方法，而且选择分娩也没有改变历史。

长久以来，人们依赖迷信的方法来选择生男还是生女。如向神祈祷赐予儿子，或者把象征男性生殖器的物品挂在家里，还有人认为将石像上的石头磨成粉吃下，可以生出儿子。

另外，古希腊人在选择生男还是生女方面做了很多努力。古希腊人熟知解剖学，认识到女性子宫分为两个分支。他们相信男性的精液进入女性左侧子宫，就会生出女儿，进入右侧子宫就会生出儿子。这种思维起因于以右为中心的男性思维。所以在古希腊，如果想生儿子，便在女性右侧躺卧时进行性行为。

此外，也有人说，在进行性行为时男性和女性哪一方的元气强，哪一方就决定胎儿的性别，或者说风向和方向影响胎儿性别。这种说法至少是出于一种科学性思考。但进入中世纪也存在听信炼丹术士的荒谬说法的现象。他们认为选择生男还是生女的分娩法是天方夜谭。

真的可以选择生男还是生女吗

一般来讲，孩子按父母期望的性别出生概率为50%，也就是说决定胎儿性别的概率只有一半。但如果按照谢特尔兹博士所提出的方法，其概率将会大大提高。数千名体验者验证了其方法的正确性。只想生儿子或只想生女儿的夫妻受惠于谢特尔兹法，如愿以偿生下了想要的孩子，这样的成功事例很多。无数夫妻通过谢特尔兹法如愿以偿。

如果说谢特尔兹法是以荒谬和非科学为基础的理论，那么很早之前就应该被淘汰。但谢特尔兹法是如今存在时间最长、最值得信赖的选择分娩法之一。并且追随谢特尔兹法的夫妻与日俱增，它的价值得到认可，并重新受到瞩目。

当然，只依据这些就把谢特尔兹法当作科学性理论有些欠妥。值得注意的是谢特尔兹法的依据是科学数据，因此世界上很多国家的科学家都接受了谢特尔兹法。

谢特尔兹博士研究这个方法并不是为了创建科学理论，获得学术成果，只是为那些痛苦的患者提供比教科书中的一般理论更实际、更详细的回答。

他主张人口爆炸性增长已成为世界性问题，如果选择性别来生孩子，对整个社会也会有极大帮助。

生男生女选择法真的可行吗

人类克隆已经进入现实化阶段。如果实现人类克隆，就意味着人类不存在生病和身体不适。但人类克隆还未进入生产阶段。因为很多人都批判这是反社会、不道德的行为。

选择生男还是生女的分娩法也曾遇到过类似问题。哥伦比亚大学的社会学教授阿米塔伊·埃齐奥尼博士曾批判说，如果选择分娩法普及，能够选择生男还是生女，那么偏爱男孩的风俗将会引起男女比例失调，会诱发性暴力和性交易。他的主张在某种程度上是有道理的，但谢特尔兹博士指出这种说法从前提开始就是错误的。他主张，人们很难断定所有的夫妻都会偏好生儿子，即使偏好生儿子，在儿子出生后也会希望有个女儿。这个主张是谢特尔兹博士通过经验得出的。谢特尔兹博士在与无数患者的交谈过程中确信，虽然偏好生儿子的比率有些高，但并不足以引起大问题。

当然这种确信并不适用于所有国家。发展中国家比较重视劳动力，比起女儿依然更喜欢儿子。但发展中国家的经济相对比较落后，没有太关注选择分娩法。但如果一个家庭允许拥有两个子女，在生完第一个儿子后肯定会希望有个女儿。

　　另外，也有些人认为选择性别分娩是不道德的、反宗教的。特别是宗教问题非常敏感，很难随便赋予理论性说明。

　　在道德层面上，选择生男还是生女也是不但不会产生问题，反而会对人们健康生活有很大帮助。孕前调节胎儿性别的方法与孕后通过流产手术打掉已确认性别孩子的方法完全不同。而且选择分娩法还有助于预防遗传病。例如，血液疾病血友病只会遗传给男孩，这个方法可以给患有血友病隐形遗传基因的患者提供避免生儿子的机会。

并不是所有人都适用谢特尔兹法

　　不只是只有4个儿子或只有5个女儿的人追随谢特尔兹法，只要是期盼孩子的人，无论是谁都对此感兴趣，连医生、护士等医疗界人士也非常关注谢特尔兹法。虽然很多人都生下了自己所期望的孩子，但也有很多即使选择了该分娩法仍没如愿以偿的事例。

　　调查结果表明谢特尔兹法的成功率约为75%（男孩大约在

80%以上，女孩大约在75%以下）。这意味着，即使遵循谢特尔兹法，也会有25%的人会失败。如果是完全遵照了谢特尔兹法，成功率会高于80%。无论如何，这都不是100%完美的分娩法。

正是这样的原因，谢特尔兹博士不会劝所有人选择分娩法。有一天，谢特尔兹博士收到了一封信，说有一对夫妻已经有3个女儿，但特别希望有一个儿子，为此还患上严重抑郁症，这种情况下选择分娩法是非常必要的，但谢特尔兹博士并没有劝说这对夫妻采取选择分娩法，而是劝说他们接受精神科咨询。因为如果尝试了选择分娩法后，又生了一个女儿，他们肯

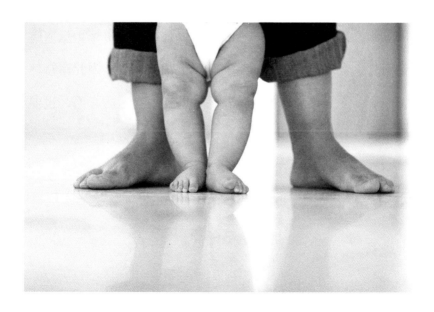

定会患上更严重的抑郁症。谢特尔兹博士没有劝他们采取选择分娩法最重要的理由是为了他们将来的孩子。

另一对夫妻有了3个女儿，最初希望有两个儿子、两个女儿，因此特别期望下次会生下一个儿子。他们也强调说即使第四个孩子是女儿也会一如既往地爱她，男孩也好女孩也罢，他们只是担心怀不上第四个孩子。谢特尔兹博士了解了这对夫妻的情况后就毫不犹豫地推荐了选择分娩法。

根据加拿大托马斯邦尼博士的研究，从胎儿时起孩子就已经受到了父母的影响。例如，胎儿根据所感受到的父母的某些感情和听到的某些对话形成自己的人格，通过这些也能推测出婴儿将来的样子。因此胎儿还在妈妈肚子里，就已经感受到父母的期盼。如果感受到父母不喜欢自己，那么这个孩子长大后就会有反社会的倾向，或者会有性别混淆的危险。因此谢特尔兹博士强调，采用了选择分娩法后，即使没有达成心愿，也要全心全意地去呵护孩子。

谢特尔兹博士的惊人发现

成为男孩和女孩的精子不一样

　　谢特尔兹博士在担任妇产科医生时，遇到很多夫妻想要选择孩子的性别，但他对这种愿望却没有一个明确的答复。因为那时大家认为孩子的性别不是人为的，只能根据概率得出结果。谢特尔兹博士所关注的正是男性的精子。精子分两种：一种是Y染色体的Y精子，另外一种是X染色体的X精子，男性的性染色体是XY，女性的性染色体是XX，这些想必大家已经很熟悉了。

如果女性卵子与Y精子结合，那胎儿就是男孩，如果与X精子结合，胎儿就是女孩。并且，如果X精子和Y精子能够单独输出，无论生多少，都能通过人工授精决定孩子的性别。但是很不幸，在谢特尔兹博士埋头研究的20世纪60年代还没有这项技术。

谢特尔兹博士意识到有必要了解精子的更多特性，所以通过相差显微镜观察活着的精子。但要捕捉到快速移动的精子并不简单。因此，只有在精子中放入少量的二氧化碳，减缓其移动速度才能观察得仔细，观察的结果令人非常震惊。X精子的头部是椭圆形的，比Y精子大，Y精子头部是圆形的，虽小但数量很多。这与怀男孩比怀女孩概率高的统计结果相一致。

一般来讲，男女比率为105：100，很多事例都证明了这一事实。

《塔木德》所告诉我们的事实

《塔木德》里说夫妻在同房那一瞬间就决定了孩子的性别。特别是女性性高潮与孩子的性别有关，如果女性比男性提前进入性高潮并释放分泌液，那么生男孩的可能性较高；相反，如果男性提前进入性高潮，那么生女孩的可能性就比较高。

所以，《塔木德》忠告人们：如果想生儿子，就等妻子达到性高潮后再射精。并指出月经期间和月经后一周内不得进行性行为。乍一听好像很荒谬，但这却是以科学事实为基础的。

事实上，我们看到犹太人按照《塔木德》的说法来做的分娩结果是男婴的出生比率比女婴高。以此为基础，谢特尔兹博士指出精子受外部因素的影响。

博士也非常关注人工授精的结果，通过调查经人工授精怀孕的数千名女性，结果表明男女比率为160∶100，男婴的比率相当高。这比自然状态下出生的男婴要多得多。

为了提高人工授精成功率，要尽量配合排卵日进行手术。像这样配合排卵日进行人工授精，男婴的出生比率会更高，这个时期女性生殖器官内的环境相比于X精子更有利于Y精子。由此，博士得出结论：精子受外部因素的影响。

女性比男性更坚强

通常我们都认为男性比女性更坚强，但事实上，男性要比女性更弱一些。男婴死产、流产的概率要比女婴高，平均寿命也是女性更长一些，这些事实都证明了这一点。甚至从精子阶段起女性就更强一些。

自然的法则就是实现所有事物的均衡，所以风和洋流是循环流动的。同样男女比例也应实现均衡。但如果观察正常男性的精子，就会发现Y精子比X精子多得多。如果两种精子的性质相同，男婴概率就会比女婴概率高出很多，这会出现严重的性

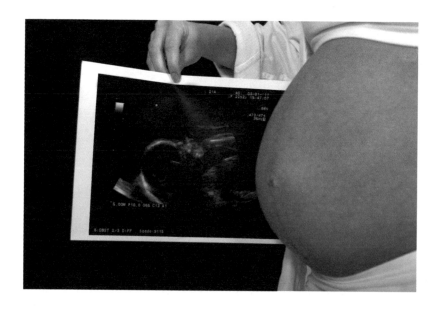

别比例不均衡，但现实中并没有出现这种情况。

谢特尔兹博士认为Y精子的数量多，抵抗外部刺激的能力较弱，即在竞争中落后一些。为证实这一假设，他把和子宫颈、阴道分泌液同等酸度的溶液放入填满精子的试管中来观察。结果表明，溶液的酸性高时，大一些的X精子生存率要比Y精子的生存率高。这就意味着X精子抵抗外部刺激的能力更强。相反，碱性高时，Y精子的存活率更高。相比于X精子，Y精子小但移动速度很快，这种快速的移动使得Y精子脱离试管。

这个事实在患有精子减少症的男性案例中更容易得到证实。精子数减少的原因是精子生成和保存的环境太差。患有精子减少症的男性，生女儿的可能性相当高。这就意味着相比于Y精子，X精子在外部环境中更强大。这种看起来不可能的差异在选择分娩法中变得可能。

生男生女选择法的核心是时机

酸度不同，X精子和Y精子的存活率也不同，那么说不定用阴道清洁液之类的药品能够选择婴儿的性别。实际上，20世纪30年代德国研究者菲利克斯博士就确信不孕女性阴道分泌液的酸度过高，劝她们用碱性洗液清洁阴道。其结果是某些女性成功怀孕了，出生的男婴比女婴多很多。

但谢特尔兹博士认为用碱性洗液清洗的方法只是辅助手段，要想选择生男还是生女最重要的是时机。

女性生殖器官分泌物是酸性的，但离排卵日近就会变为碱性，这样的变化造就了成功受精的环境。如此就会得出这样的结论，如果在最接近排卵日时进行性行为，怀男婴的概率会更高。相反，如果在排卵日2～3天前进行性行为，怀女婴的概率就更高，因为这期间女性生殖器官分泌物酸性较高，生命力较强的X精子就会到达女性的卵子。

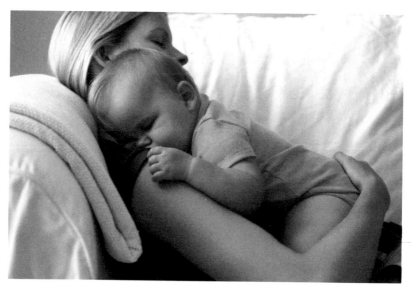

照做的话，
可以选择孩子性别

关于月经的基本常识

女性大约携带着200万个未成熟的卵子（即原始卵泡）出生。其中有40万个在进入青春期时作为卵泡而生长存活着，并且每个月都有一个或一个以上的卵子进行反复成熟脱落。

女性育龄期平均为35年，一生排出的卵泡就有400多个。所谓月经正是卵泡反复排卵的过程，而且这所有的作用都是由脑部的下丘脑或脑垂体分泌的激素来调节的。

如果卵泡开始成熟，雌激素就会从卵泡中排出。雌激素引导女性的身体生成能够接受男性精子的环境。因为在月经周期前受到这种激素的支配，所以又称这个时期为雌激素期或卵泡期。

排卵是卵泡排出卵子的过程，是由被称为黄体激素的黄体酮促成的。在排卵数小时前从黄体分泌的黄体酮，使从突然增多的卵泡中分离的卵子进入输卵管。如果在那里遇见精子，就会怀孕。这样，黄体酮作用的时期作为月经周期后期，又称为黄体酮期。

另外，黄体酮能促使子宫内膜发育，创造受精卵健康生长的环境，同时会提高宫颈黏液的酸性以阻止精子的进入。但如果没有受精又无所事事的卵子就会枯萎，子宫内膜变厚而脱落，由此就会出血。出血现象通常会持续5天，因月份和人而不同。

每个人的月经周期都不一样，月经周期按从第一次出血到下一次出血的天数计算，一般为28天，但有些人是24天，也有超过40天的，也有根据月份而不规律的情况，但规律的人更多，因此大部分的女性都能掌握自己的月经时间。

预测排卵日的方法

每个女性的月经周期不同，出现的特征也不同，因此要想正确计算排卵日并不是那么简单。即便如此，也能够通过比较简单的方法去推算排卵日，即基础体温法和宫颈黏液法。

基础体温法

排卵时，女性的体温会上升0.25℃～0.5℃，上升的体温会一直维持到下次月经开始。体温上升是黄体酮作用于身体的结果。

基础体温法是测定排卵日最基本的方法，原理是利用身体的变化。如果每天都能掌握体温变化，就能测定出排卵日。如果体温在急速下降后又急速上升，那么这期间可以看作排卵日。

然而，体温也会受到感冒、压力、酗酒、运动等不同因素的影响。所以，要想通过体温排卵法知道排卵日，也取决于规律的饮食、运动和睡眠等情况。

宫颈黏液法

确认宫颈黏液状态的方法很简单，排尿后用干净的卫生纸擦拭外阴部，只观察沾在卫生纸上的宫颈黏液就行。每个人情况不同，会有宫颈黏液不沾的时候。这时试着将右脚放在椅子上，把胳膊肘放在右边膝盖上面，身体保持略微蜷曲，左手按耻骨上方的小肚子，宫颈就会出现在前方。这时如果把手指放到阴道内部就能感觉到宫颈黏液，采集黏液观察其状态就能测定排卵日。

从月经开始到第五天为止，没必要查看子宫黏液，而且月经开始后的6~8天也很难确认宫颈黏液。

第九天开始就能看到宫颈黏液。如果用卫生纸擦外阴部就能看到沾着的宫颈黏液。第十天宫颈黏液呈深奶油色，拉伸强度不强的宫颈黏液，能拉3厘米左右。第十一天，与之前相比，不再那么稠而且也比较容易拉长，沾在卫生纸上的量也会变多。第十三天，宫颈黏液就像鸡蛋清一样透明滑溜，黏性也很强。这时雌激素最多，很可能是排卵日。当然不能仅凭一次观察就下结论，应该多观察几个周期。排卵日通常只持续一天，但不同的人，也有持续排卵两天以上的情况。而且如果过了排卵日，会由黄体酮代替雌激素重新渐渐沥沥地流黏液。如果想怀孕，就以排卵日为基准，在72小时前或排卵后24小时内进行性生活比较好。通常我们把这个时期称为"高峰期"。

像这样从出现宫颈黏液到排卵平均要花5.9天。每个人都有差异，要耐心等待才能正确掌握自己的排卵周期。这就是选择生男还是生女的核心。

另外，因为生病、压力、各种环境变化、饮食习惯、饮酒、吸烟，宫颈黏液的状态也会发生变化。另外，如果因为母乳喂奶等没出现月经，宫颈黏液也不会出现。顺便说一下，只因为几个月间几乎没有看到宫颈黏液，完全没必要认为这是不孕症。在医生指导下怀了一年都没怀上才能确定是不孕症。

生男孩的秘诀

接近排卵日，女性生殖器官内部的雌激素会变为碱性。这样的环境有利于在酸性环境中较弱的Y精子生存。因为相比于X精子，Y精子的数量更多，移动速度更快。

所以如果想生男孩，就应该算好排卵日进行性生活。特别是在排卵前12个小时内更好。排卵12个小时后，虽然怀男孩的概率也比较高，但是不能打包票。即使在合适的时机进行性生活，也不能完全确保是男孩。

但如果在性生活前喝了热水或蒸了桑拿，生儿子的概率也会降低。因为男性睾丸暴露在热环境中，会使得抵抗外部环境相对较弱的Y精子数量减少的可能性变大。如果睾丸持续暴露在热环境中，也有可能会患上无精子症。

非常紧身的裤子和内衣会压迫阴囊，导致Y精子数量减少。调查结果表明：事实上穿着紧身橡胶材质潜水服的潜水员生女儿的机会更大。因此如果想生儿子，就不要穿紧身牛仔裤和运动服。或许平角内裤曾风靡一时的原因就在于此。

相反，咖啡因可以提高Y精子的运动性。所以如果在性生活前15～20分钟喝咖啡，就会有效果。当然咖啡只能由男性喝，因为女性喝了不会有任何效果。如果为了生儿子而喝了过量的咖啡，也有可能会因咖啡因摄取过量而使精子数量减少，所以喝两杯就可以了。

另外，如果禁欲，精子数量会增加，生男孩的概率可能会增加。但如果长期过分的禁欲就会遗精，反而有可能失去精子。性生活时的体位也会影响孩子的性别。性生活时男性的生殖器往女性的阴道里插入得越深，怀男孩的概率就越大。因为如果是在深深插入阴道的状态下射精，就会有更多的Y精子到达子宫颈部，如果采用后背位，那么男性的生殖器会插入得更深一些。

就像《塔木德》所说，如果在射精前感受到女性的性高潮，生男孩的概率会很高。如果想生男孩，男性在射精前应该挑起女性的性欲。

另外，虽然想生男孩，但如果现在时机不对，性生活时还是尽量使用避孕套比较好。也有为了避孕而使用杀精剂的情况，它利用强酸杀死精子，达到避孕效果。耐性较强的X精子也有可能活下来受精。事实上，因避孕法失败而怀孕，生女孩的情况较多。

生男孩的秘诀

• 准确预测排卵日。

• 配合排卵日进行性行为。

• 喝适量咖啡。

• 让女性感觉到性高潮。

• 避免高温、压迫，保护精子。

• 适当禁欲。

• 性生活时采取后背位。

生女孩的秘诀

如果想要女孩，就把上文中生男孩的秘诀反过来做就可以了。避免在有利于Y精子存活的排卵日进行性生活，在排卵日前2～3天进行性生活比较好。避免禁欲，如果经常进行性生活，精子数会减少，X精子的比率会增加。当然男性要在女性达到性高潮前射精，这样有利于生女孩。

一方面，男性的生殖器要在插入女性阴道较浅的状态下射精，这样怀女孩的概率会变高。因为在经过酸性较强的阴道时，抵抗外部环境影响较弱的Y精子会消失，相对较强的X精子会到达子宫颈部。与后背位相比，标准位会使男性生殖器较浅地插入女性阴道内。

另一方面，我们很容易认为用强酸杀精剂使阴道内环境变为酸性，生女孩的概率就会变高，但这是非常危险的方法。因为杀精剂不但能杀死Y精子还能杀死X精子，最终会降低怀孕概率。

事实上，怀女孩的方法需要引起更多的注意。高热虽然能杀死Y精子提高怀女孩的概率，但这只是理论，与杀精剂一样也会杀死X精子。X精子虽比Y精子强，但是要正确地把握其差异，实行起来并不是件容易的事。

生女孩的秘诀

- 准确预测排卵日期。

- 避免在排卵日进行性行为。

- 除排卵日之外，要经常性交。

- 面对面进行性行为。

- 避免女性高潮。

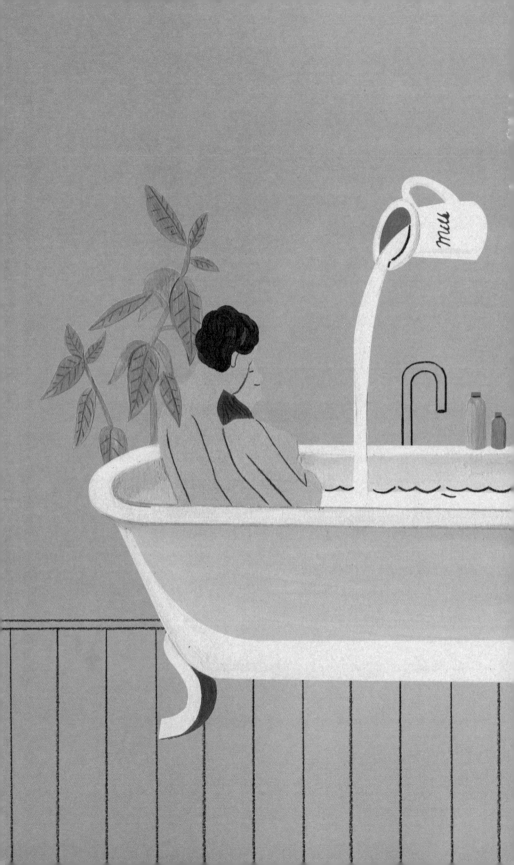

PART 5

犹太人的
尼达怀孕法

只有健康的精子与卵子结合才能生出聪明的孩子

犹太民族是历经艰难险阻生命力依然旺盛的民族，它经久不衰的源泉正是家庭。从公元前8世纪到1948年以色列建国，犹太人一直流浪于世界各地，但他们一直恪守本民族的传统和思想，并在家庭教育中得以实现。犹太人特别强调传统和法度，孜孜不倦地教授较难的律法。通过学习这些律法，人们知道凡事都不可能任由自己挑拣，凡事都不可马马虎虎。

不仅是宗教人士，包括政治家、企业家、科学家、医生、律师、艺术家等任何职业的人士都必须接受培养智慧的人性教育。因为这可以成为一生都不触犯的道德底线，也是发挥领导

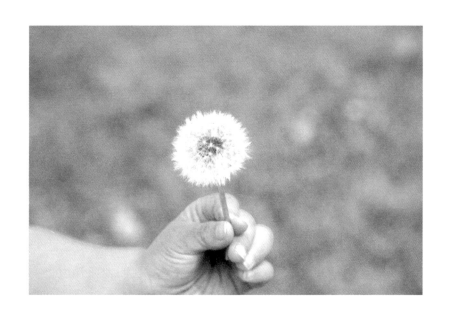

能力、利人利己、成功生活下去的基础。律法和人性教育等家庭教育是犹太人成为世界最优秀民族之一的秘诀。

犹太人的尼达怀孕法也是其中之一，要想让健康的精子和卵子结合，关键是抓住怀孕时机。所以，首先应该准确把握女性的排卵日。排出的卵子寿命约为24小时，如果卵子死亡，就不可能怀孕。而男性在女性体内射精后，精子会存活2~3天。因此要配合女性的排卵日，只有从排卵日前2~3天开始到排卵后1天内进行性生活才有可能怀孕。总而言之，怀孕并不是由夫妻性生活的"频繁"性来决定的，而是由"何时"来决定的，即根据时机，可能怀孕，也可能不怀孕。

然而，只符合时机也并不能保证生出聪明又健康的宝宝。只有健康的精子和卵子相结合才可能生出聪明的宝宝，因此在女性排卵日前有必要调整夫妻性生活的频率。因为如果夫妻性生活频繁，射精次数过多就会减少精子数量，减弱精子的活跃程度。

再次强调一下，犹太人就是因为从很久以前就开始实施这种计划怀孕的方法，所以才会人才辈出。我们现在知道也不晚，从现在开始就实行计划怀孕，让健康的精子和卵子结合，把优秀的基因遗传给孩子。

计划怀孕的开端
——尼达戒律

关于怀孕，《塔木德》这样说过：

"月经结束后的一周内要禁欲，之后用牛奶冲水沐浴后再与丈夫同床。"

这里值得注意的是月经后一周内禁欲。为什么犹太人会把这样的生活规范传于后世呢？令人吃惊的是月经后的一周与排卵期几乎是一致的。通常在月经周期规律的情况下，排卵日是从下一次生理期开始往前追溯14天左右。

以月经周期为28天的女性为例，某月1日月经开始，其下一次月经是当月29日，从29日往前追溯14天，也就是当月的15日左右为排卵期的可能性较大。

1日月经开始，去掉7天的月经期，再去掉7天的禁欲时间，那么就到15日了，犹太人在经过月经后的禁欲时期后，夫妻开始性生活的那一天与排卵期几乎一致。

由此犹太人的尼达戒律告诉我们在备孕时要配合女性的排卵期。另外，禁欲一周男性的精子数量会增多，因为精子的生成也是需要时间的，而不是一夜之间就大量生成的，每天积累一点。因此如果经常射精，精液中的精子数量就会减少。相反，一定时间的禁欲不但会使精子数量增多，而且会生成健康的精子。

犹太人生聪明孩子的秘诀就在这里。禁欲期间所生成的大量健康精子与一排卵就生成的健康卵子相结合，就会生出拥有聪明基因的宝宝。

如此，想要生一个聪明的孩子，与其毫无准备地努力进行性行为，不如通过适当的禁欲生成健康的精子，再配合女性的排卵日，在排卵日前的2~3天和排卵当日及排卵后一天内试着怀孕比较好。

为什么犹太人在用牛奶沐浴后才能过性生活呢

前面我们了解到犹太人为什么在月经后禁欲一周才进行性生活。这里尼达戒律还涉及了一点，那就是要用牛奶冲水沐浴后才能进行性行为。为什么犹太人偏要将这个作为尼达戒律传下来呢？下面就让我们了解一下原因。

提到沐浴，大家就会想到清洁问题。女性的生殖器官很敏感，容易受伤或感染。所以要时刻保持清洁，特别是在怀孕前要更加小心。因为如果一旦出现差错就会使阴道、子宫受伤或引起细菌感染，这样一来可能会导致流产等问题。即便是平时，夫妻在性生活前也要保持清洁，这是很重要的。

即使是亲密无间、坦诚相对的夫妻，彼此非常熟悉地在一起生活，也必须以礼相待。即使是相爱的夫妻，不清洁身体就进行性生活也是违背礼节的，甚至会诱发反感，导致爱情变淡，不能维持和谐的夫妻关系。为了避免此类事情发生，在性生活前必须沐浴，这也是尼达戒律涉及这一点的理由。

牛奶沐浴作为著名的"埃及艳后"克里奥佩特拉爱用的一种沐浴方法而广为流传。尼禄皇帝的妖艳妻子屋大维娅也喜欢用牛奶沐浴。克里奥佩特拉和屋大维娅都通过牛奶沐浴变得美丽动人。

实际上，牛奶沐浴不仅能去除皮肤角质，还能保湿，提高皮肤亲和力，使皮肤细嫩柔滑。另外牛奶中的维生素，可以供给皮肤所需的营养，使皮肤变得富有弹性。如果长时间浸泡在水中，皮肤反而会变得干燥，但如果长时间浸泡在牛奶中，却会改善皮肤干燥、皲裂、敏感及因紫外线而受损的问题，并为皮肤提供水分和营养，使皮肤更加光泽。

牛奶沐浴后进行性生活会怎样呢？皮肤触感好，性欲高，诱发更多的身体接触，从而使性欲满足度提高。

怀孕是通过夫妻之间的性行为实现的。当然夫妻性生活进行得顺利，怀孕的可能性也就比较大。尼达戒律涉及牛奶沐浴的理由就在这里。

尼达戒律中虽然只涉及了女性使用牛奶沐浴，但男性也同样适用。怀孕是一辈子的喜事，也是人所经历的最大幸福。毫无准备就试图怀孕是不可取的。因此男性在试图怀孕时也要清洁身体，如果用牛奶沐浴能让心爱的妻子感到高兴会更好。

牛奶沐浴很简单，在浴缸中填入一半的热水，再倒入约1升牛奶，浸泡身体就可以了。但牛奶沐浴后一定要把身体清洗干净，如果身体上附着的牛奶干了，反而对皮肤不好。

一般而言，沐浴会缓解压力，放松紧张的肌肉，稳定心神。因此男女在试图怀孕前都应沐浴，如果在平心静气、想象即将到来的孩子和规划幸福的时候进行性生活，可能会得到更

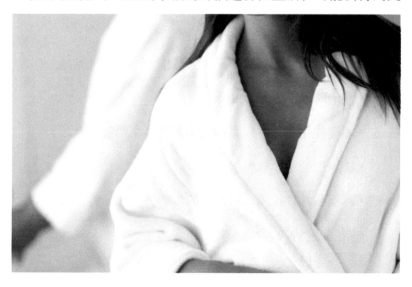

好的效果。

如果不喜欢牛奶沐浴，也没有必要勉强，因为这样做反而会产生压力。灵活选择适合自己的沐浴剂也是一个好方法。可以使用绿茶、柠檬、玫瑰花瓣、清酒、盐、木炭、菊花瓣等容易购置的材料，或者使用现在流行的有助于怀孕的精油沐浴剂。

重要的一点是相爱的双方为此幸福地准备的过程。

增强牛奶沐浴效果的方法

• 饭前、饭后1小时内，以及饮酒后不宜沐浴。

• 牛奶沐浴前喝一杯温水或绿茶。

• 牛奶浸泡身体前，经过简单的淋浴轻揉全身，角质层会变薄，沐浴效果会更好。

• 洗澡水的温度在36℃~40℃最佳。

• 浸泡时间不能超过20分钟。

• 不要使用肥皂，用温热的水来洗净牛奶就可以了。

• 擦干后一定要抹保湿乳液等。

• 沐浴后注意保暖，以舒服的姿势休息10分钟左右。

• 听安心怡神的音乐（如古典音乐）。

禁欲后多久可以尝试怀孕

犹太人是这样认识女性月经的：

"这一周女性是不干净的，这期间如果和男子性交，男子在7日间也会变得不干净。"

因此月经期间禁止性生活，这是通过"不干净"这一词表达禁止月经期间发生性行为的，其实从保健和生理卫生层面上来讲是在保护女性，所以"不干净"不是不好的意思。它是通过隔离保持卫生的意思。

事实上，如果在女性经期发生性行为，敏感的生殖器很容易受伤或感染细菌。去妇产科的一些女性说丈夫偶尔也会在经期要求发生性行为，这让她们很为难。真正爱妻子的丈夫，希望他们能在妻子经期尽量忍耐自己的欲求。

　　另外，尼达戒律中也有女性月经后一周禁欲的内容。经期禁止发生性行为，鉴于经期一般为5~7天，一个月中有12~14天是需要禁欲的。说长也长的这段禁欲时间过后，发生性行为会有怎样的好处呢？犹太人为什么要遵守这条戒律呢？

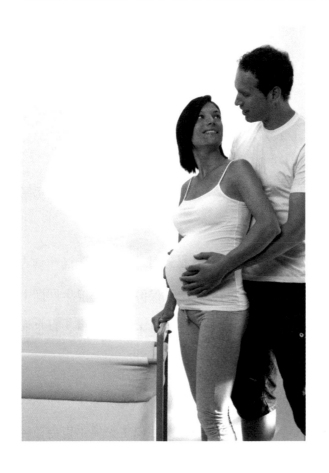

第一，禁欲期男性精子数量增多，才会产生健康精子。

第二，禁欲期，丈夫和妻子彼此思念，无论何时都能保持新婚一样的关系。

前面已经讲过，第一点是生聪明宝宝所必需的。第二点也是怀上聪明宝宝的重要因素吗？当然是。夫妻感情越好，就越能分泌使心情好的激素，不仅有利于健康，还能增加受孕率。因为爱可以给予女性心理上的安全感，是精子和卵子受精与着床的基础。因此，犹太人较长时间的禁欲不仅使怀孕成为可能，也是生出聪明宝宝的智慧和秘诀。

性是夫妻共同的能量

《塔木德》里也有趣地谈到了夫妻性行为。其中特别的一点是在发生性行为时，满足女性需求是非常重要的。内容如下：

• 丈夫应努力满足妻子的性欲。

• 女性表现性欲是件好事。

• 丈夫应努力使妻子先达到性高潮。

• 不要对性行为感到羞愧，越露骨越好，相爱的人之间亲吻身体哪个部位都可以，采取哪种体位都不错。

• 即使感受到性欲，根据情况克制几天也是好的。

综上来看，禁欲期间，虽然要在一定程度上抑制性行为，但在非禁欲期间，夫妻应无所隐瞒，尽情释放。而且，发生性行为时，女性的性高潮是非常重要的。

那么，女性性高潮与怀孕有什么联系呢？

如果想要怀孕，首先男性应该向女性体内射精。虽说是射精，但并不是精液全部流进女性阴道里。大部分精液会流出女性体外。这样，游向体内卵子的精子数就会减少。

但是，如果女性感觉到性高潮，反应就是女性阴道和子宫肌肉会附带着向子宫方向上升。这种现象被称为"帐篷效果"，这样一来，射精后不仅流出女性体外的精液量会减少，还会为精液中的精子提供推进力，可以使其更容易接近卵子。因此，如果通过性高潮而出现"帐篷效果"，那么精子和卵子的受精可能性就会提高，怀孕率也会提高。

相反，如果女性感觉不到性高潮，就不会出现"帐篷效果"，这样怀孕率就会降低。所以，学者指出没有性高潮也是不孕的原因之一。

因此，怀孕与女性的性高潮有很大关系，科学已经证明了这一点。20世纪70年代，哥本哈根大学研究组确认了这一事实。他们拍摄到女性达到性高潮时，子宫和阴道每隔0.8秒就会出现子宫收缩现象，高潮越强烈，子宫内压力就越大，精液就会更多、更快地流入阴道内，因而到达卵子附近的精子数量也会增多。

因此，男性想要孩子，就一定要在女性性高潮上费些心思。这里有一点不能忽视，即性高潮绝不是肉体上的激烈感。只有精神和肉体的满足感相协调，才能达到性高潮。

因为女性的身体是对爱的反应，所以，男性有必要通过充分的前戏调动情绪与和谐的性行为引导女性进入性高潮。夫妻性行为是由5%的身体因素和95%的精神因素来实现的，妻子要主动表达自己的需求，使性行为更热情。

爱是最重要的。身体是对爱这种精神语言的敏感反应，爱越深，怀孕率越高。而孩子是爱情的结晶，如果想要怀孕，热情奔放地相爱是最好的。

让你提高怀孕率的体位

    如果女性的性高潮能提高怀孕率，那么发生性行为时的体位对怀孕有什么影响吗？体位不同，怀孕率就不同吗？另外，有不孕的体位吗？

    要说结论的话，无论采取什么体位都会怀孕。但是，不同体位能影响怀孕率。因为有些体位射精时进入阴道里的精子量会比其他体位少，即射精时精子流出女性阴道的量比其他体位稍多一些。

    进入女性阴道里的精液量越多，怀孕的可能性就越大，从这个方面来讲，与其他体位相比，这种体位的怀孕可能性会稍微变小。那么，发生性行为时哪种体位流出女性体外的精液量多呢？

让我们来看看两种代表性的体位，即男性在女性后方射精和女性处于男性上方时射精。射精时，后背位、女上位这些体位比起正常体位进入女性体内的精液变少。因此如果是性生活中就没有关系了，但射精时不能采取后背位、女上位这些体位。

相反，可以使精液最大限度地进入女性体内的是正常体位。女性在下、男性在上的位置是基本的正常体位，在这种体位下射精后，如果抬高女性的腿，那么排出的精液就会流入女性子宫的更深处，从而能提高怀孕率。除此之外，也有助于增强男性精液的喷发力。

应准确了解怀孕原理

　　备孕夫妻应该知道怎样怀孕，孩子怎样诞生。简单来说，通过夫妻性行为，男性体内排出的精子进入女性体内，使卵子受精，从而怀孕。但实际上，为了成功怀孕，精子游向卵子的旅程，可以说漫长而艰难。

　　如果准确了解这个过程，就能知道盲目无计划地要孩子是多么愚蠢及怀孕为什么被称为喜事和奇迹，也就会更加珍惜即将诞生的孩子。

　　那么，我们来了解一下怀孕的过程吧。

排卵

女性从出生开始卵巢内就带有大约200万个卵子。但是随着成长，数量慢慢减少，到了怀孕年龄，两侧卵巢只剩下几万个卵子，一生中只有400个左右能真正发育为成熟的卵子并被排出，其余的便自行退化。

从卵巢排出卵子的过程称为排卵，一般一个月一次，一次排一个卵子。排出的卵子附着在卵巢表面，卵巢伞移动促使卵子向输卵管移动。到了排卵期，子宫颈就会分泌透明的黏液，如果在这一时期发生性行为，射精的数亿个精子中只有一部分优良精子会随着黏液进入输卵管。

卵子和精子相遇

精子进入阴道里，拖着长长的尾巴游向卵子，这个过程并不是那么顺利。因为精子需要突破女性体内多重难关，还要通过大于其体长5000倍的路程。在这个过程中，大部分精子会死亡，射精后的数亿个精子中只有150～200个能活着游向卵子。一般，其中只有一个精子和卵子结合。

卵子的寿命为排卵后的18～24小时，精子寿命为射精后48~72小时。如果卵子到达输卵管时，精子也到达那里，或者输卵管里的精子和活着的卵子结合，那么就会受精。

受精卵着床

在输卵管内受精成功的受精卵，会不断进行细胞分裂，向子宫方向移动，受精3~4天后到达子宫。然后细胞继续分裂，穿过子宫壁，平安抵达，这个过程称为"着床"。一般从受精到着床通常需要约一周时间。受精卵着床后通过子宫吸取营养成分，发育成胎儿。

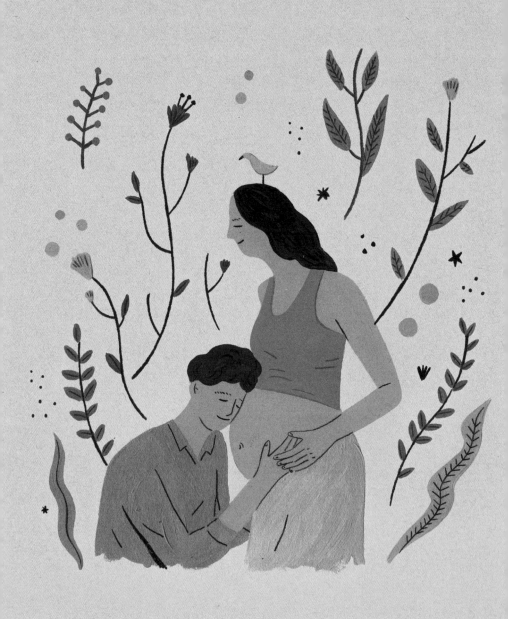

PART 6

胎儿和准妈妈幸福的10个月

用责任心喜迎幸福的
十月怀胎

虽然世界上有很多动听的话，让听到的人幸福不已，但身为妇产科医生，说得最棒的非这句莫属了：

"恭喜您怀孕了！"

准妈妈听到这句话时，脸上都会洋溢着幸福的笑容，一种自豪感油然而生。准妈妈告诉准爸爸也是幸福地笑着说出来的。而且，准爸爸还会与家人、亲戚、朋友一起分享这个消息，并收到很多人的祝福……

怀孕就是如此充满幸福和值得祝福的一件事。怀有新生命的消息使人们高兴并充满爱意。

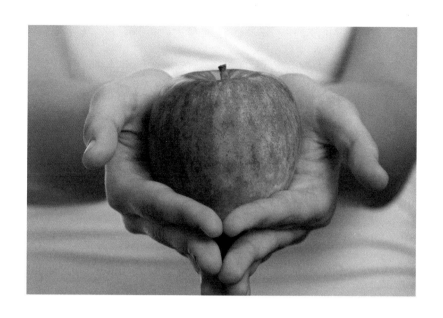

　　但是，并非只有喜悦和幸福。从这一瞬间开始，准爸爸、准妈妈为了让孩子能健康地来到这个世界上而变得责任重大。现如今，夫妻共同经历怀孕和分娩及育儿这一重要的过程，如果像以前那样，把所有的责任都推给妈妈是不行的。为了孩子健康地出生，夫妻应该在怀孕期间相互帮助，保证胎儿和准妈妈的健康。

　　胎儿通过准妈妈摄取所有营养元素，所以可以说胎儿的健康100%取决于准妈妈的健康。准妈妈吃得好、睡得好，身体和精神上健康稳定，胎儿自然也就健康。

准妈妈的健康并不是不做任何努力就能保证的。怀孕后，首先准妈妈的体重会急剧增加。身体上、精神上都会变得不安。因为对于分娩的不安和越来越敏感的神经，导致情绪波动较大。另外，由于准妈妈要供给胎儿营养，自己就可能会营养不良，所以威胁准妈妈健康的要素不止一两个，怎样智慧地预防和解决这些危险决定着准妈妈的健康。

　　这部分内容介绍怎样让准妈妈和胎儿度过最重要的10个月，以及应该怎样应对多种危急状况。为了生出既健康又聪明的孩子，我们来看一看怀孕期间应该做些什么吧。

我真的怀孕了吗

　　有的准妈妈即使怀孕很久也不知道，怀疑月经是因为费心的事儿太多所以推迟了，或本来就月经不调，所以即使没来月经也认为没什么大不了。再加上没什么妊娠反应，有的甚至怀孕几个月都不知道。

　　越是没有怀孕计划的人就越常发生这种事。因为不是打算要孩子而发生性行为，所以也就不易察觉身体上的变化，直到很晚才发现怀孕。

　　从多个方面来讲很晚才发现怀孕有很多弊端。有时怀孕初期，在自己都不知道的情况下就流产了。也有很晚才采取确保准妈妈和胎儿健康的措施，最后导致分娩更加吃力。不知道怀孕，吃危险的药物或饮酒、吸烟等行为，会对胎儿造成威胁，增加胎儿畸形率。

当然对胎教也不好。胎教越早开始越好，如果准妈妈较晚知道怀孕，那胎教也会相对较晚。胎儿感觉器官和情绪发育可能会受影响。

计划怀孕并不是仅仅以怀孕为目的的，也不是做好事前准备，再找合适的时间发生性行为就算结束了。计划怀孕要持续到孩子平平安安、健健康康地出生。因此，想要计划怀孕的夫妻要经常注意怀孕的可能性，不仅应该在各个方面小心谨慎，更应该时刻关注怀孕与否。因为早发现怀孕对孕妇和胎儿的健康都是非常重要的。

身体上出现如下变化时，应该接受怀孕检查，以便确诊。

已过月经期，但无月经

如果经期已经过了，却没有来月经，那么首先要怀疑是否怀孕了。为此，应该准确记录月经周期。月经不调，或者压力、健康状况等问题虽然可能会推迟月经日期，但还是要确认一下是否怀孕。

月经来是来了，但是月经量很少，也应该确认一下是否怀孕。怀孕初期激素的变化等原因也可能引起少量出血，会错认为是经期。怀孕的话，一般出血2~3天就会消失，万一超过5天还在持续少量出血，可能是流产，应该接受医生的诊断。

像感冒发热一样

如果怀孕了，体温会比平时高。身体会像感冒那样乏力，有时感觉很冷。这时，应测一下体温，如果比正常体温高，并在36.7℃～37.2℃波动的持续低热，那么很有可能是怀孕了。

经常去卫生间

如果怀孕了，就会分泌激素，骨盆周围会出现瘀血，随着时间的推移，子宫会变大。如此一来，骨盆周围血液增加，子宫变大压迫膀胱，就会经常想小便。当比平时去卫生间次数多时，也有可能是怀孕了。

乳房变大，乳头有痛感

精子和卵子结合形成受精卵，如果受精卵在子宫内着床，女性卵巢就会开始分泌黄体酮。受黄体酮的影响，乳腺发达，乳头敏感、颜色变深。整体上乳房越来越大，乳房表面的血管扩张，触摸乳头会有痛感。

阴道分泌物增加

如果怀孕了，受激素影响，阴道分泌物会增加。这时分泌物黏稠、呈乳白色，有味道，无瘙痒。

便秘

如果怀孕了，激素的变化会使肠蠕动迟缓的人出现便秘，皮肤也会变粗糙。随着黑色素的增加，还会出现褐斑与雀斑。

出现妊娠反应

感觉恶心想吐或出现轻微呕吐症状。这时会以为是肠胃问题而去内科，如果是随着经期推迟而出现这种症状，那么首先应去妇产科接受检查。

容易产生疲倦感

女性激素黄体酮的分泌，会使身体乏力，没有精神。还会出现异常疲乏、烦躁的现象，这时最好不要勉强自己，应适当休息。

怎样确认自己怀孕了

　　如果出现怀孕症状怀疑自己怀孕了，应该通过医院确切检查来确认。医院确认怀孕的方法有血液检查、超声波检查。如果不能确认怀孕，犹豫要不要去医院做检查，也可以先去药店买怀孕试纸来测试。

验孕棒测试

　　验孕棒可以很容易辨别出怀孕与否，从怀疑自己怀孕那天开始的至少3周后测试较好。用干净的容器装好早晨一起床排出的初尿，以备测试。测试前仔细阅读使用说明。如果不按照说明使用，检测结果可能会出错，用过了很长时间或破损的验孕棒是无法准确测试的。

准妈妈可独自在家中做怀孕测试，非常方便。但在排卵期做测试，即使没有怀孕，结果也可能显示怀孕。当出现宫外孕等非正常怀孕时，不会显示怀孕，因此准确性不足100%。

血液检查

在医院进行血液检查只有在精子和卵子受精8～9天后才能知道是否怀孕。受精卵在子宫着床后，可以通过血液检查黄体酮的情况来判断是否怀孕，这比检查小便更准确。

小便检查

在医院做小便检查是基于精子和卵子在受精后，即怀孕10~12天后能够判断怀孕与否。这也是通过检查小便里是否有怀孕激素来判断的，与验孕棒原理相同。

超声波检测

超声波检测不仅能确认是否怀孕，还能确认是否存在宫外孕等非正常怀孕。因此，即使其他方法能确认怀孕，也一定要进行超声波检测。精子和卵子受精后2周（怀孕4周），通过超声波检测可以查看子宫内的怀孕反应，之后继续检测可以确认胚胎状态的胎儿发育的状态。即超声波检测不仅可以确认怀孕，还可以持续观察胎儿的生长情况，所以要定期去检查。通过此检查可掌握流产征兆，确认胎儿是否正常发育，等等。

我们的孩子什么时候出生

　　如果在医院确认怀孕后，准爸爸准妈妈肯定就会想知道孩子的出生时间。那么，我们来看看怎么计算预产期吧。以末次月经开始的日期为准，月份加9或减3，为预产期月份，天数加7，为预产期日。就算忘记了最后一次月经开始的时间也没关系，通过医院的超声波断层拍摄可以掌握怀孕的时间，也可以更准确地推算出预产期。

　　但是超声波断层拍摄应该在怀孕20周前进行。怀孕20周前所有胎儿的生长速度几乎是一样的，通过各阶段胎囊的大小或胎儿从头到脚的长度几乎可以确定怀孕的时间。但是如果过了这个时期，每个胎儿的生长速度差异较大，就很难确定怀孕的时间。

　　作为参考需要了解以下事情：孩子不一定在预产期那天出生；预产期前后2周都是孩子可能出生的日期，希望准妈妈能在身心上都做好充分的准备。

一起走过怀孕10个月

　　怀孕期为280天，即40周的时间，准妈妈经历了世界上最幸福的等待。在等待的时间里，胎儿和准妈妈每个阶段都会经历身体上的变化，准妈妈有时会因突然的身体变化而慌张，这会加重分娩的负担。如果精神上情绪起伏很大，甚至还会患上抑郁症。

　　为减少准妈妈这些症状，保证胎儿健康出生，准妈妈需要知晓怀孕中即将发生的变化，并做好心理准备。了解自己的身体后，不但没那么害怕身体的变化了，反而还会更幸福地等待和孩子的相见。

怀孕第1~2个月

小生命在妈妈的肚子里诞生。准妈妈虽然在外观上没什么大变化，但是身体状况可能会不好，而且易忧郁。通过充分休息可稳定心神，恢复健康的状态。

胎儿特征（4~8周）

这时期着床的受精卵分成3个细胞组，性别、肤色、头发等大部分遗传形态已经被决定了。随后长出胎儿大脑和脊髓基础的神经管、血管系统和循环器官，开始运输血液。

• 第1个月时，从外形上还看不出人的特征。

• 进入第2个月时，头占身体的1/3，长出手、眼、脚。眼球色素沉着也变得明显。

准妈妈的变化

准妈妈的子宫从鸡蛋大小变为鹅蛋大小。不会出现特别的怀孕自觉症状，但从第3周末期开始出现轻微的妊娠反应，这时最好避免压力过大和过度疲劳。

- 像感冒一样乏力、发热。
- 基础体温的高温期大约持续2周。

本月医院检查

- 通过检查小便确认是否怀孕，确认怀孕后，从受精4周后开始接受内科检查。接受肝炎、血型、性病等怀孕初期的检查。通过阴道超声波检查确认胎囊位置，确认是否有卵巢囊肿或子宫肌瘤等异常情况。

本月生活安排

- 制订怀孕计划。
- 吃些想吃的东西，以健康食品为主。
- 不要去人多的地方，以免患病毒性疾病。
- 不要进入热水中或桑拿室。
- 小心流产。

怀孕第3个月

怀孕2个月后，胎儿出现心脏跳动，能看到胎儿心跳的样子。妊娠反应加重，小心自然流产，但如果安然度过这一时期，就进入了身体和精神上的稳定期。

胎儿特征（8~12周）

从这时开始，胎芽才称为胎儿。头有3个身体长，但已初具人形。

- 头、身体、手脚区分明显，脸部轮廓显现。
- 生殖器官发育。
- 生长速度最快的时期。

准妈妈的变化

最容易流产的时期，要特别小心。养成规律的饮食习惯，规律排便，多摄取富含膳食纤维的食物。

- 子宫口像绸缎一样柔软，在上面的胎儿就像坐在垫子上一样。

- 胃不舒服，有想要呕吐的感觉，正式进入妊娠反应期。

- 乳头及乳晕颜色变深，乳头变硬，乳房变大，开始出现分泌物。

- 不时出现腹胀、消化不良、心怦怦跳的现象。

- 尿频。

本月医院检查

初期用精密超声波检查确认胎儿心脏跳动，预测胎儿的长度，比较准确地知道预产期。

本月生活安排

- 小心流产。

- 穿透气性好、出血时容易知道的白色棉内裤。

- 注意身体不要受凉。

- 充分摄取蛋白质、钙质。

怀孕第4个月

胎盘机能发育完成，进入稳定期。流产可能性降低，妊娠反应也会减轻。

胎儿特征（12～16周）

满15周时，内脏、脸等各器官发育完成，并运转。生殖器发育几近完成，可以辨别男女。

准妈妈的变化

妊娠反应慢慢减轻，食欲增加，脸色变好。为给胎儿供给营养，充分摄取优质蛋白质、钙、铁、维生素等是非常重要的。

• 子宫像孩子的头那么大，羊水变多，体重上升，乳房变大，肚子凸显出来。

• 牵动支撑子宫的韧带、胯骨或腰会疼痛，经常感到疲惫。

• 小便次数减少，呕吐症状缓解，多数孕妇妊娠反应结束。

- 出现便秘、头晕、头疼等症状，腿上出现静脉瘤。

- 大约4个月时，出现胎动，经产妇可能会更早。

本月医院检查

这一时期能分别出胎儿的身体和头部，为更好地了解成长状态要做超声波检查，还要对小便内的蛋白和糖做检查。

本月生活安排

- 均匀摄取营养，调节体重。

- 不要长时间站立。

- 胎儿已经到了稳定期，可做轻微运动。

- 很容易产生皮肤问题，所以要经常更换内衣，保持身体洁净。

怀孕第5个月

肚子圆圆的，凸显出来，开始感觉到胎动。如果贫血，应在医生指导下服用补血药。

胎儿特征（16～20周）

胎儿手脚、全身运动变得活跃，在羊水内自由活动。全身长出汗毛，皮下脂肪慢慢开始增多。

- 手脚指甲和指纹出现。
- 胎儿的头像鸡蛋那么大，体重在300克左右。

准妈妈的变化

这一时期能感觉到胎动，第5个月末时能准确感知胎儿的活动。子宫像大人的头那么大，子宫底上升到肚脐附近，小腹凸出，乳腺发育。

- 脸和腹部皮肤色素沉淀。
- 心理进入稳定期，但有时会出现烦躁、健忘等症状。
- 食欲变旺盛，身心平稳，可能会变胖。

本月医院检查

为了解胎儿是否患有唐氏综合征，需要接受畸形儿排查。过了35岁的高龄孕妇或夫妻染色体有异常情况的，就要做特殊的羊水检查。

本月生活安排

• 压力对激素影响很大，努力使自己释放压力。

• 摄取营养时，多摄取富含钙、镁的食物。

• 为预防贫血，服用补铁制剂。

• 咨询医生，开始做些游泳、孕妇体操、瑜伽等轻微运动。

• 准备适合腹围、胸部的孕妇装和内衣。

怀孕第6个月

虽然身体变轻，但腰会有点儿疼。这一时期，最好用分辨率高的特殊超声波仔细观察15~30分钟，以检查胎儿的手、脚、脸、心脏、内脏、脊髓有无异常。

胎儿特征（20~24周）

胎儿各器官机能活跃，肾脏里分泌的尿液排出体外。羊水增加，骨头和肌肉逐渐发达，变结实。

- 头发颜色变深，睫毛、眉毛分明。
- 听觉机能发达，胎儿可以在子宫内听到准妈妈的心跳声和准妈妈的说话声。

准妈妈的变化

因骨盆里血液循环变得旺盛，分泌物的量会增加，味道变重、颜色变深。子宫越来越大，压迫血管，影响下半身血液循环，会出现静脉曲张现象，肛门附近可能出现静脉凝血，导致痔疮。

- 子宫底高度18厘米~20厘米。

- 小腹明显凸出，拉长腹部支撑子宫的韧带，偶尔会有痛感。

- 应开始按摩乳房、乳头，矫正乳头。但感觉肚子疼痛或抽疼时，应中止。

本月医院检查

进行精密超声波检查。确认包括胎儿心脏在内的脏器位置，判断有无畸形。

本月生活安排

- 体重增加，腿部出现疼痛，需要静养。

- 为防止脱发，多摄取蛋白质。

- 用乳霜、按摩等来缓解皮肤干裂。

- 是旅行的好时机，在身体能承受的范围内，转换心情也是不错的。

- 充分摄取营养，一定要服用补铁制剂。

怀孕第7个月

怀孕中期将要结束的这个时期可以去上孕妇课，准备分娩。腹部向前凸起，走路的时候为防止摔倒，要穿方便舒适的鞋子。

胎儿特征（24~28周）

在此之前胎儿在子宫里待着有很多姿势，从这时开始，头朝下，皮肤颜色慢慢变红，身体渐渐变圆，就像有很多皱纹的"小老头儿"。

- 有点儿像爸爸或妈妈的轮廓。
- 视神经相连，产生视力。

准妈妈的变化

因为腹部凸出，为保持身体平衡，应向后倾。体重增加，小腹、乳房处出现妊娠纹。首先，最重要的是调节体重；其次，可以涂抹孕妇专用的皮肤软化液和保湿霜等药膏。

- 子宫底高度20厘米~29厘米，腹部明显凸出。

- 乳房增大，有初乳流出。

- 出现腰疼、腿肿等症状，小腿经常抽筋。

- 腹部和乳房出现妊娠纹，皮肤产生变化，腹部发痒。

- 容易出现贫血、眩晕。

本月医院检查

- 进行妊娠糖尿病检查和通过抽血检查是否贫血。

本月生活安排

- 多摄取蛋白质，吃低热量的食物。

- 多摄取降血压的食物和矿物质等，预防妊娠中毒症。

- 体重急剧增加，每隔2～3天要测一下体重。

- 开始准备分娩。

怀孕第8个月

开始进入怀孕末期，可能出现呼吸急促、便秘等症状。

胎儿特征（28～32周）

胎儿占据整个子宫，开始保持一定的位置和姿势。一般是头朝下、屁股和脚向上的头位姿势。皮下脂肪开始形成，体形圆滚滚的。

• 听觉发育完成，能对外部强音做出反应，绷紧身体。

• 发挥视觉功能，对外部的强光感到惊讶。

准妈妈的变化

腰、背开始疼痛，腹部发痒，肚脐凸出。可能出现早产、妊娠中毒症等症状，应每隔2周要去医院检查一次。

这个时期由于子宫受到胃或心脏压迫，会出现胸口憋闷、心脏怦怦直跳、气喘、不消化（就像妊娠反应一样出现胃灼热、想吐）等现象。特别是体内的所有血液都以子宫为中心循环，受激素影响，很容易出血，牙龈也会出血，或出现从未流过的鼻血。

- 子宫底高度25厘米～28厘米。

- 子宫收缩，感觉肚子团成一团。

- 子宫压迫肺，呼吸渐渐变短。

- 心理上想快点结束怀孕状态，经常发呆、精神恍惚。

本月医院检查

- 从怀孕28周开始，每2周就要接受检查。应该通过超声波仔细检查，通过小便检查诊断是否有水肿、蛋白尿等症状。

本月生活安排

- 注意体重增长，认真做孕妇体操。

- 这个时期有早产的风险，应了解早产征兆（肚子有规律地疼、白带突然增多、感觉羊水流动、有阴道出血等现象），也许会出现异常情况，这时应立即去医院。

- 为预防妊娠中毒症，应多吃大豆，多喝水。

- 决定母乳喂养还是人工喂养。

- 听分娩讲座，准备分娩物品。

怀孕第9个月

怀孕第9个月时，准妈妈因偶尔肚子抽痛而睡眠不好。另外，小便次数增多也可能造成睡眠不足。

胎儿特征（32～36周）

胎儿皮下脂肪增加，没有皱纹，全身跟新生儿的体形一样。生殖器虽几乎发育完成，但生长速度比之前较慢。

• 肺是最后发育完成的，直到38周为止在准妈妈肚子里是安全的。

准妈妈的变化

牙龈出血、贫血、腰痛等症状加剧。子宫不规律地收缩，感觉肚子抽痛、紧绷。一次很难吃掉很多食物，最好少食多餐。出现残尿感和尿频现象，精神不安，容易焦虑。

• 子宫底高度28厘米～32厘米。

• 阴道分泌物更加浓稠，混合更多黏液。

• 胎儿比从前位置向下，准妈妈呼吸较容易。

- 睡着后会出现腿部痉挛现象。

- 牙龈出血，食欲减少。

本月医院检查

- 用超声波检查胎动，通过贫血检查应对分娩时出血。

本月生活安排

- 经常吃一些易消化的食物。

- 避免长时间外出。

- 外出时随身携带医保卡和就诊卡。

- 经常涂抹润肤露以应对皮肤干裂。

- 出血或有规律阵痛或羊水破时，要立即去医院。

- 准备分娩，准备住院。

怀孕第10个月

这是等了多久的瞬间！等待孩子出生。

胎儿特征（36 ~ 40周）

这时期，胎儿的身体有46厘米~49厘米长，全身开始附着肌肉。头骨变硬，能保护大脑内部组织器官，37周以后孩子什么时候出生都没有问题了。

• 通过胎盘传送对各种疾病的免疫成分。

• 皮肤鼓鼓的，粉红色，有光泽。

• 腿脚能动，可以呼吸，能维持正常体温。

准妈妈的变化

子宫口和阴道变得柔软，分泌物增加。分泌物像水一样流出，很难和羊水区分开来，要去医院进行确认。胎儿的头下降到骨盆，所以疼痛会加剧或大腿内侧会变硬，就像塞了硬水果一样。小腹经常抽痛，虽然会怀疑是不是阵痛，但如果平复心情、好好休息就能使不规律阵痛消失。如果有血液掺杂着分泌物流出或有规律的阵痛加剧，那么就代表分娩阵痛开始了。

• 子宫底高度32厘米 ~ 34厘米。

• 把耳朵贴在肚子上能听到胎儿的心跳声。

本月医院检查

• 从怀孕36周开始，每周去一次医院做定期检查。做超声波检查，当自然分娩困难时，要为做剖宫产手术做好准备。

本月生活安排

• 保持身体清洁，留意分娩信号，当信号来时，立即去医院。

• 上班的准妈妈决定好分娩休假日期。

• 避免性行为，睡觉时最好向左倾斜。

• 为保证分娩时的体力，做好营养管理。

• 做一些散步等对顺产有帮助的运动，并熟悉有助于分娩的呼吸法。

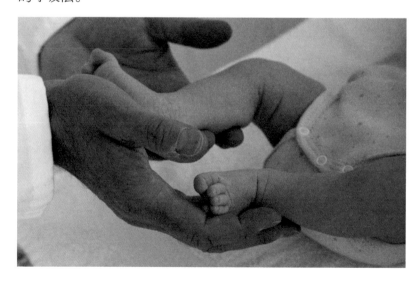

如何应对躲不掉的妊娠反应

　　妻子妊娠反应是让丈夫一辈子难忘的事情，每当想到这段时光就会伤心、难受。因为妊娠反应太痛苦了。闻到食物味道就会呕吐，不仅身体上痛苦，精神上也很疲惫。再加上一想到孩子就不得不多吃点，准妈妈却又做不到，该多么心急如焚啊！

　　在妊娠反应时期，某一天会突然特别想吃曾经不喜欢吃的东西。如果不能马上吃到，可能就会"疯掉"。老人们都说，妊娠反应时想吃的东西吃不到会成为一辈子的遗憾，连生的孩子也会变"丑"。所以虽然半夜叫醒熟睡的丈夫有点儿不太好，但是丈夫为了腹中的胎儿还是要马上去准备食物。

但是，当食物放到面前时，准妈妈又会呕吐，连味道也不想闻。既觉得自己对不起丈夫，又要受妊娠反应折磨，所以经常自怜自伤地流眼泪。另外，感觉不想吐时，又不像平时的自己，乱吃东西，以至于噎着。

妊娠反应症状大致从怀孕4～7周开始持续到12～14周。根据准妈妈个人身体素质的不同，有人妊娠反应的时间会更久，也有人运气好几乎感觉不到不适。

但是，70%～80%的准妈妈都会有妊娠反应，这是非常正常的现象。关于产生妊娠反应的确切原因到目前为止还没有找到答案。人们只知道妊娠反应是怀孕中在胎儿周围产生的特殊的激素和准妈妈多种身体变化，自律神经系统机能降低，压力过大，胃酸过多，嗅觉变敏感等因素综合作用的结果。

万幸的是，妊娠反应不会直接影响胎儿。即便如此，再也没有比妊娠反应更能加重准妈妈痛苦和压力的事情了。如果对妊娠反应不管不问，就会对准妈妈在身体和精神上产生不良影响，最后也可能给胎儿造成消极影响，所以要用正确的方法应对。

下面介绍一些减轻妊娠反应的办法，以帮助准妈妈度过痛苦的时期。如果这些方法也不能缓解妊娠反应，仍吃不下东西或整天呕吐，连站起来的力气都没有，双腿发颤，体重比怀孕前减轻超过5千克，就要到医院去做检查，接受治疗。

避免空腹

早晨空腹时妊娠反应尤为严重。睡前吃一些饼干、蛋糕、牛奶、奶酪等可以消除早晨的空腹感。最好一起床就吃一块儿饼干或蛋糕。如果干吃饼干、蛋糕比较困难，可以搭配牛奶吃。早起后喝杯绿茶也有帮助。白天随时吃些点心，可以减少妊娠反应。少食多餐比一次性吃很多东西效果要好一些。

想吃东西的时候就吃

妊娠反应经常导致呕吐，准妈妈自然会担心影响到胎儿，只能勉强进食。但是这样会在精神上产生压力，反而更难进食。其实，怀孕初期的妊娠反应基本不影响胎儿，放松心态，想吃东西的时候就吃吧。

避免吃刺激性食物

摄取蛋白质、维生素、矿物质丰富的食物比油炸食物、咸辣食物和动物脂肪多的食物要好得多。

充分供给水分

如果频繁呕吐，就可能出现脱水症状，所以要经常补充水分。随时喝牛奶、果汁、水等喜欢的饮品，但不要喝咖啡、红茶等。温热的水，热乎乎的大麦茶、玉米茶、决明子茶等都是不错的。特别是喝一杯热乎乎的大麦茶，可以缓解呕吐症状。

爱吃酸的食物

大部分妊娠反应的准妈妈都喜欢柠檬、橘子、发酵的泡菜等食物。一想到这些酸酸的食物就想吃，而且做其他菜时也可以添加这些食物。比如，用橘子做水果沙拉，在鲜鱼上浇上柠檬汁烤着吃，用醋做醋味饭或各种醋拌菜。

食物稍微凉一下再吃

凉一些的食物比热的时候味道小，能减轻呕吐。试着吃一些酸奶、豆腐、水果、熟鸡蛋、荞麦面、布丁等食物。但是不要吃特别凉的食物。

吃一些富含B族维生素的食物

糙米、牛奶、豆腐、橘子、大头菜、鸡蛋等富含维生素的食物可有效缓解妊娠反应。黄绿色蔬菜和大豆可以使多巴胺神经传导物质活跃，可减轻呕吐，所以要经常吃。

心情舒畅

妊娠反应是孕早期很常见的症状，所以不要太过担心或者对此太敏感，要平静接受。心情舒畅可减少妊娠反应，能更容易地度过妊娠反应这一时期。当身体疲惫时，尽量少做家务，注意休息。

不要去人多的地方

人多的地方，人的味道、汗渍味、灰尘等会加重呕吐，密闭空间也同样如此。因此，不要在人流量高峰时段乘坐公共交通工具或去商场、电影院等地方。

去空气好的地方散步

如果去空气好的公园散步，就可以转换心情，减压，减轻妊娠反应。与丈夫一起散步比独自散步更有效果。听些轻快的音乐或看场喜剧电影能使心情愉快，这也是暂时摆脱妊娠反应的好方法。

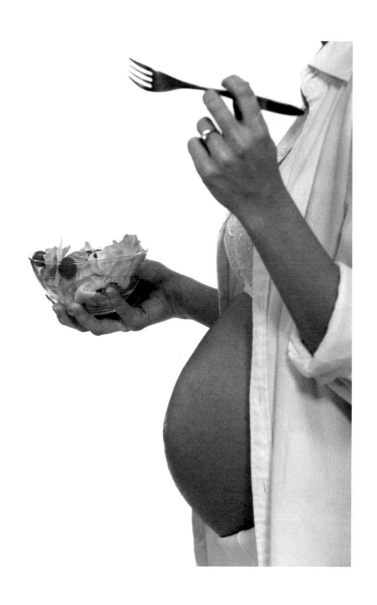

怎样缓解怀孕中的疼痛

　　普通人体重增加5千克，就会感觉到身体变重，哪儿都不舒服。准妈妈肚子里孕育一个新生命至少要增重10千克，这是相当痛苦的。

　　怀孕使身体发生很多变化，给准妈妈的身体造成多种不便。疼痛虽然对怀孕来说是自然的事情，但忍受痛苦却很困难。这时，如果能有减轻痛苦的方法，就能在一定程度上给予准妈妈很大帮助。用下面的方法来缓解一下由怀孕引起的各种疼痛及不适吧。

头疼

正常的生理性变化，即因怀孕引起的疲劳、压力、妊娠反应等都是头疼的原因。充足休息和稳定心神能够缓解这一症状，切忌服用头疼药。症状严重时，应该去看医生。

外阴发痒、疼痛

怀孕中，受激素和新陈代谢的影响，白带增多，如果只是发痒就不必担心。但如果既疼又痒，且症状持续，一定要去检查。

眩晕

怀孕中，很容易贫血。如果因贫血引起眩晕，一定要按照医生的指示，服用补铁剂，并在饮食上多费些心思。有时眩晕并不是由贫血导致的，而是由胎儿所在的子宫导致的，这是因为血液堆积在下半身而出现这种现象。这时首先要蹲坐下，之后呼吸新鲜空气充分休息，这样就能减轻眩晕。突然起身、向后看等动作都可能引发眩晕，一定要注意。

手指、手腕疼痛，发麻

怀孕后出现水肿，这是由于连接手腕的韧带被压迫而引起的症状。也有可能出现手指神经轻微麻痹。如果不过多摄取水分或盐分，就会缓解疼痛、发麻症状。最好做做手腕、手指运动或手部按摩。轻轻攥拳再松开的活动对此也有帮助。

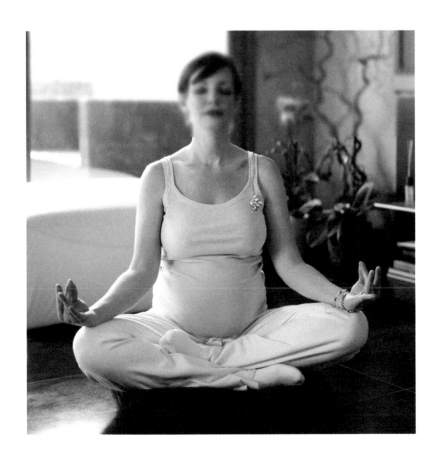

腿部痉挛

水肿和腿部肌肉疲劳是钙、维生素摄取不足而引起的症状。脚趾尽可能向一侧伸展，脚趾尖向上抬起，可缓解痉挛。入睡前，洗澡可促进血液循环，按摩腿部肌肉也可有效预防痉挛。少食用肉类，多食用能够缓解肌肉紧张的牛奶、连骨海鲜、海藻等含钙丰富的食物，这样也会对预防痉挛有所帮助。

肩膀酸痛

准妈妈肚子越向外凸出，肩膀越向后倾，就越应该采取保持身体平衡的姿势。肩膀酸痛是由肩部肌肉不自然地拉伸引起的。乳房因怀孕而增大，其重量给肩部肌肉带来负担。这时做一些空手体操、游泳等运动能促进肩部肌肉血液循环。沐浴时在浴缸中注入温热的水，一直泡到肩部，在充分的浸泡后，做一下肩部按摩会很有效。

乳房和乳头疼痛

怀孕使乳腺组织发达，产生疼痛。为不压迫乳房或不摩擦到敏感的乳头，最好使用孕妇专用胸衣。洗澡的时候，用干净的纱布或棉布擦拭汗渍、脏东西，以保持乳头清洁。

分泌唾液

怀孕初期，经常会分泌无色、无味、淡淡的唾液，令人感到很不舒服，越吞咽越感觉恶心，不必担心，这种情况会自然消失。

怀孕期间
应该多久去一次医院

怀孕后，准父母最想要了解的事情之一就是应该多久去一次医院，以及需要做哪些检查。下面，我们就来解开这些疑惑吧。

怀孕期间的检查频率

· **怀孕初至第7个月**：1个月一次。

· **怀孕第8个月**：2周一次（间隔一周）。

· **怀孕第10个月**：1周一次。

怀孕期间在医院做的检查

· **超声波检查**：通过超声波检查可以观察到子宫中胎儿生长的情况。由于怀孕初期胎儿小、看不清，所以要通过阴道做超声波检查。之后，等胎儿长到一定程度，就可以通过准妈妈的腹部做超声波检查。通过此项检查，我们可以测定怀孕初期胎囊和胎儿的大小，以及胎儿的数量和怀孕周数，还能诊断出子宫和卵巢是否有异常。而后，随着时间的推移，可以测定出胎儿的位置和姿势、胎儿的发育情况和健康状态、羊水量、胎盘位置等。超声波检查是怀孕期间一直要做的检查。

· **测量体重**：一般在怀孕初期，妊娠反应严重时，准妈妈体重会暂时下降，除此之外，在怀孕期间体重会慢慢增加。怀孕末期体重一般比怀孕前增加11千克～16千克。但当体重突然增加时，就有可能是妊娠中毒症，所以在每次去医院检查时，都要做体重检查。

· **测量血压**：通过血压的变化，妊娠中毒症早期就会被诊断出来，所以每次去医院时，血压也是重要的检查项目之一。

· **尿蛋白检查**：通过小便进行的检查项目，如尿蛋白呈阳性，就要怀疑是否与高血压、体重增加异常、下肢水肿等类似的妊娠中毒症有关。

• **妊娠糖尿病检查**：通过摄入一定量糖分后检测血糖，从而判断是否为妊娠糖尿病。当出现妊娠糖尿病时，将增加死胎概率等情况，会对准妈妈和胎儿产生不利影响，因此需要及时治疗。

• **胎儿健康检查**：一般是通过在准妈妈腹部安置胎儿心脏跳动监听装置进行检查。通过这项检查，可以在怀孕11周之后听到胎儿心跳声。有时会抽取一点胎儿周围的羊水进行羊水检查，以此判断胎儿的健康状况。这样也可以对胎儿的遗传缺陷或者健康状况等有一个更全面、更具体的了解。但是，由于抽取羊水并不容易，而且多少会伴有危险，除非必要的情况，一般不采用。大部分健康的准妈妈不需要做羊水检查。

出现此种症状，
要尽快就医！

怀孕期间去医院做定期检查的次数比想象中的要少。正如前文提到的，产检检查一直到怀孕第7个月都是每月一次，之后到第8个月，2周一次，第9个月之后到临近分娩的第10个月，一周一次。到了预产期，出现分娩迹象，入院分娩即可。

但是也有例外，当怀孕期间出现以下症状时，不管何时，都应立即前往医院确认有无异常。

· 阴道出血并伴有血块。

· 包括严重妊娠反应在内的持续恶心或呕吐。

· 脸部或者手指严重水肿。

·严重头痛。

·视力方面出现异常症状，如视力模糊或重影等。

·经常腹痛。

·发热或发冷。

·小便伴有痛感。

· 与小便类似的东西从阴道排出（出现类似尿失禁的症状）。

·突然感觉不到胎儿活动。

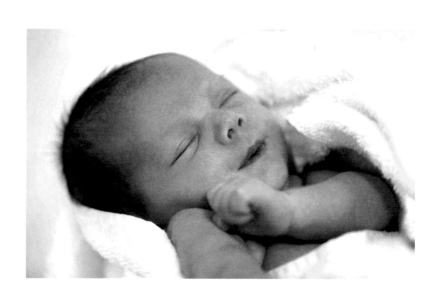

让准妈妈最紧张的
畸形儿排查

　　准妈妈最紧张的事莫过于胎儿出现畸形。要消除这一顾虑，最好进行畸形儿排查。并且年龄35岁以上或者此前有生育畸形儿的经历及有遗传疾病家族史的准妈妈，务必要进行畸形儿排查。每一种检查方法都有其优缺点，应根据准妈妈的具体情况选择不同的检查方法，因此准妈妈应与医生商议后再进行检查。

　　来了解一下几种畸形儿排查方法及检查时间。

通过准妈妈的血清进行甄别检查

这是针对所有怀孕16～18周的准妈妈进行的畸形儿排查，主要通过观察胎儿有无染色体异常和开放性神经管缺损的危险性来进行甄别检查。这可以说是一次性分辨出是否需要进行畸形儿排查的方法，其主要检测胎儿的糖蛋白（AFT）、人绒毛膜促性腺激素（hCG）和雌三醇数值3项。在检查中如出现异常数值，就要通过羊水检查等方式准确诊断胎儿是否有畸形。

绒毛检查

这是在怀孕10～12周时进行的检查，并不针对所有准妈妈。往子宫颈插入导管，吸入一部分胎盘组织，从而诊断胎儿染色体有无异常。此项检查的优点是可以在怀孕12周以内诊断出是否为畸形儿。通过正确诊断胎儿的染色体DNA，可以诊断出唐氏综合征、性染色体异常、爱德华氏综合征等疾病。但是，因为在怀孕初期进行，所以胎儿损失率比羊水检查高，这是此项检查的缺点。

羊水检查

以预产期为准，如果准妈妈年龄超过35岁，或者夫妻二人染色体存在异常，以及此前有过生育畸形儿或者染色体异常儿的经历，且怀孕16～24周的准妈妈进行此项检查。

一般在超声波的监测下，用针管从准妈妈腹部抽出羊水，来检测有无染色体异常。若在准妈妈血清检查中检出异常，可以通过此项检查确诊。通过提取羊水中的乙酰胆碱酯酶，还可以诊断出除染色体异常之外的神经管缺损等疾病。

精密超声波检查

怀孕18～24周，胎儿的所有脏器已经形成，此次超声波检查是针对所有准妈妈进行的。通过超声波，精确观察胎儿的各个脏器，可以检查出各个部位是否正常，发育情况是否正常，等等。虽然无法发现遗传性异常，但是外形上的畸形60%以上都可检查出来，如手脚畸形、兔唇、面部畸形、心肾异常、脊椎断裂、脑水肿等。

DNA检查

提取胎儿的DNA，是诊断遗传性异常的最新方法。怀孕6～40周，随时都可以进行检查，能诊断出低能儿、血友病、肾脏畸形、肌肉萎缩、亨廷顿病等疾病。

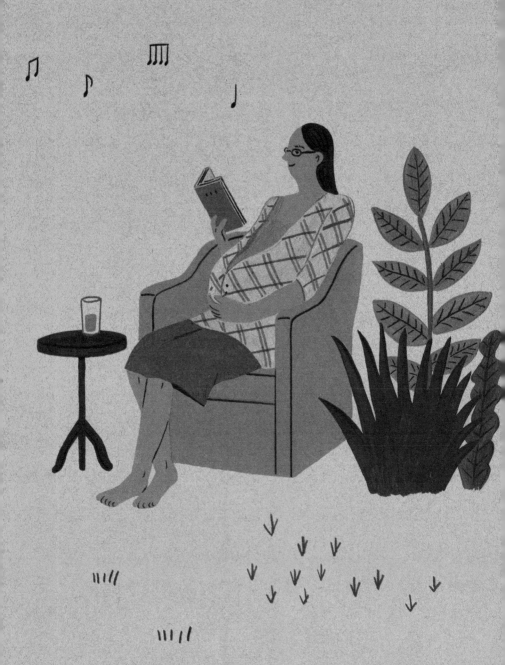

PART 7

照看准妈妈和
胎教

应该为胎儿做的事

在子宫中时，胎儿是真正与准妈妈连结为一体的。胎儿从准妈妈那吸收需要的所有营养元素，听准妈妈说的话或音乐，准妈妈感受到的胎儿也能感受到。所以胎儿的健康可以说100%取决于准妈妈的健康。如果准妈妈吃得好，睡得香，身体、精神都处在稳定的状态下，胎儿也必然会健康。相反，如果准妈妈的营养不均衡且情绪不稳定，胎儿的健康也会受到不利影响。

犹太人非常重视胎教，如果有了身孕，就会去拜访他们的精神导师拉比。拉比会特别精心保护、照看准妈妈，并将孕育

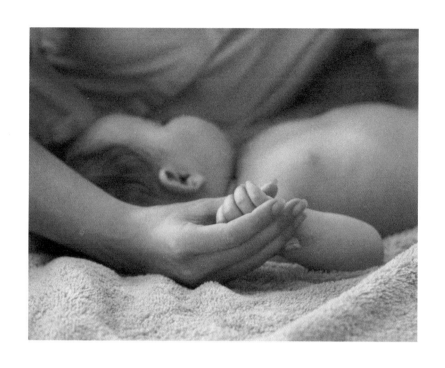

出健康又聪明的孩子的胎教方法用简单易懂的语言全部教授给
她们。

　　拉比教导准妈妈，胎儿可以感受到所有五感，准妈妈感到
幸福的话，胎儿也会幸福；并且强调不要避孕，至少生育一儿
一女，才算是一个完整的家庭。从这一点，我们可以了解到犹
太人的胎教已经不仅仅是一个家庭的问题，而是上升到了民族

层面。

那么犹太人的胎教得到特别关注的理由是什么呢？与其他国家的胎教在怀孕期间强调"禁忌为主"的内容不同，犹太人的胎教以"为胎儿应该做的事"为中心，强调健康的身心。

怀孕时，充足的营养供给加上准妈妈平和的情绪，使胎儿感到安稳是非常重要的。并且，医学专家普遍认为怀孕期间进行的胎教是决定即将出生的孩子一生幸福的重要行为。

怀孕期间，为了胎儿的生长发育，女性身心都付出了很多，怎样度过孕期决定了胎儿出生后的身心状况。胎儿是准妈妈身体的一部分，准妈妈与胎儿之间积极的、内在的沟通，在胎儿出生后会在两人之间形成更深的信任。因此真正的胎教是德行和智慧的教育，所以准妈妈应该努力保持身心愉悦。

但是，这一切实现起来并不容易。因为急剧增加的体重，对分娩的不安和变敏感的神经所导致的感情波动，以及为胎儿供给营养而导致自身营养不良等威胁准妈妈健康的因素不是只有一两种。如何聪明地预防和应对，将会带来不同的结果。虽然所有哺乳动物都是在母体内经过多个月的孕育才将新生命带到这个世界的，但人类的怀孕周期属于偏长的，这一过程也更为细致和讲究，难怪人类会成为万物之灵长。

下面的章节将介绍有利于准妈妈健康的体重管理方法，必须坚持做的运动、应该精心调配的饮食、避免或者要注意的饮食、怀孕期间的性生活及有效的胎教方法，等等。

准妈妈吃得越多越好吗

　　比起关注自己的身材，准妈妈更关注胎儿的健康，所以会渐渐失去对"肥胖"的警戒心。不仅仅是准妈妈自己，周围的人也总是说准妈妈多吃不是坏事，反而劝准妈妈吃得更多。

　　但是无节制地多吃对准妈妈真的好吗？

　　从结论来看并不是这样的。在一定程度上怀孕比平时多吃是肯定的。准妈妈为了胎儿在生长发育时摄取到足够的营养素，食量自然会有所增加。但是这里也有个度。无论如何，在怀孕期间摄取过量的食物，对准妈妈和胎儿来说是绝对没有好处的。

特别是在怀孕后，算上胎儿那份，是双倍的饮食，尽管如此，基于应多吃营养丰富的食物的想法、无节制地摄取高营养的食物也是一件非常错误的事情。因为过度摄取营养导致体重急剧增加会危害准妈妈的健康，而且还会诱发妊娠中毒症，对胎儿也不好。并且，毫无节制地增加体重，将会给分娩后的产后调理带来严重困扰。

与无节制地多吃相比，在怀孕各个阶段，适当、均衡地摄取相应的必需营养元素是非常重要的。而且为了防止体重急剧增加，有必要经常称量并调控体重。同时，无论多么想吃，都要努力克制进食高热量或容易引起水肿的食物。

那么准妈妈的体重怎样算是正常的，怎样又算是肥胖的呢?

怀孕期间适当地增加体重

· 怀孕8～20周时，以每周增长0.32千克为适当。

· 怀孕20周以后，每周增长0.45千克是理想状态。

· 怀孕期间理想的体重增加总量一般为10千克～12千克。

根据身体质量指数得出的体重增加量

· **身体质量指数（Body Mass Index）**：体重（千克）除以

身高（米）的平方所得的数值。

· **低体重准妈妈（身体质量指数19.8以下）**：总共增加12.5千克～18千克的体重视为正常。

· **正常体重准妈妈（身体质量指数19.8~26）**：总共增加11.5千克～16千克的体重视为正常。

· **超重准妈妈（身体质量指数26~29）**：总共增加7千克～11.5千克的体重视为正常。

· **肥胖准妈妈（身体质量指数29以上）**：总共增加6千克的体重视为正常。

适当的运动有利于胎儿的大脑发育

　　怀孕期间，是做运动好呢，还是不做运动好呢？当然是做运动好。适当的运动不仅可以帮助准妈妈适应因怀孕引起的身体变化，养精蓄锐，调节体重，预防妊娠中毒症，减少便秘和腰部疼痛，而且还可以帮助准妈妈缓解压力，从而使准妈妈保持稳定的情绪，并且可以缓解分娩时的疼痛，促进产后恢复。

　　怀孕期间做运动对胎儿也有积极影响。运动过程中产生的激素和内啡肽会通过胎盘传达给腹中胎儿，胎儿的心情也会因此变得愉快。同时，准妈妈的运动可以为胎儿提供丰富的氧气，有利于胎儿大脑发育，还可以抑制胎儿肥胖，对以后顺产也会有帮助。

但是，剧烈的运动反而会有害，所以在运动时应该适当地把握好准妈妈和胎儿能够承受的度。为此，在正式运动之前，要做好准备活动，一开始强度不要太大，之后逐渐增加运动量。坚持一周3次以上的运动是有益的，要避免剧烈运动及过度的关节运动。

每天摄入1升以上的水分，食用营养均衡的食物，做适量的运动，如在运动中感到不适，应立即休息。在太过炎热或者潮湿的天气下，可能会导致体温快速上升，所以此时运动要慎重。

怀孕初期，适合多做一些对分娩有帮助的伸展运动及散步、腹部呼吸。不过因为这一时期有流产的风险，所以一定要避免剧烈运动。怀孕中期，可以比较自由地运动。但是，这一时期，仍然要避免剧烈运动，可以游泳、散步或者做瑜伽等。怀孕末期，对关节有利的游泳等水中运动是比较好的。但是怀孕最后一个月，除散步外，其他运动最好都不要做。

如果发现流产、早产的征兆或者需要安定，不管运动多有益都不应该做。当出现妊娠高血压、多胎妊娠、子宫内胎儿发育迟缓、心脏病等情况时，也最好不要运动。并且在计划或者进行所有的运动前，务必与医生商量。

- 对准妈妈有益的运动：散步、游泳、瑜伽、伸展运动等。
- 准妈妈应避免的运动：慢跑、远足、举重、跳健身操等。

有利于产后调理的瑜伽运动

孕妇瑜伽运动对准妈妈健康非常有利。坚持做瑜伽，不仅对受精卵着床有很大帮助，还可以使分娩更加容易，并且能够促进产后子宫收缩，加快子宫恢复。

下面介绍一些产后瑜伽的基本动作：

- 平躺，手掌和脚掌各自相对紧贴。
- 双手合十举过头顶，然后再慢慢下压到胸口，再举过头顶，如此反复。
- 脚朝向与手的相反方向，即向下推。这时，尽量使紧贴的脚掌保持不分开。
- 手和脚重复举起、放下的动作1～2分钟后，手脚合拢冥想2～3分钟。

具有减痛效果的体操运动

利用软球的曲线进行的体操运动，通过坐在球上或者趴在球上等数十种姿势，可以锻炼肌肉、活动关节，进行平衡感训练。从怀孕12周开始直到分娩，都可以做这项运动，特别是分娩前，有很显著的减痛效果。

可以减缓关节疼痛的游泳运动

游泳通过浮力支撑体重，不仅可以减轻肌肉和关节的疼痛，而且有利于预防水肿和降低下肢静脉患病率，并有利于顺利分娩。一周2～3次最为恰当。但是游泳前，务必与医生商议身体是否适合。

为胎儿提供氧气的散步运动

散步不仅不会对腰部和腿部造成负担，而且还可以锻炼肌肉，能有效地预防腰痛和静脉瘤。并且，慢慢散步有助于为胎儿提供氧气，所以尽可能每天都做，并且以选择树木较多、空气新鲜的环境为最佳。

准妈妈吃的，
胎儿也在一起吃

　　要时刻谨记，怀孕期间的食物，不仅是准妈妈在吃，胎儿也在一起吃。吃什么不吃什么，影响着胎儿的健康和智力。

　　怀孕期间以维持基本营养元素的均衡摄入最为重要。为了给胎儿供应充足的营养，应该注意均衡饮食，特别是要避免吃快餐或者垃圾食品，要尽量吃营养丰富的健康食品。怀孕期间要考虑必需营养元素的限定量，了解科学的饮食方法。

准妈妈的饮食须知

- 均衡摄取五大营养元素。

- 绝对不能饿肚子。

- 同样都是碳水化合物，但是与单糖类食物相比，糙米、土豆、豆类等食品更好。

- 远离导致肥胖、龋齿、糖尿病、心脏病、抑郁症的元凶——砂糖。

- 为了保持良好的胎内环境，要喝干净的水，以无公害食品为主。

- 为预防肥胖和便秘，应均衡食用多种食品，充分摄取纤维素，多食用牛蒡、胡萝卜、南瓜、糙米等。

- 为了促进胎儿大脑发育，应多食用富含DHA（二十二碳六烯酸）的鳗鱼、鱿鱼等绿色生鲜及贝类等。

- 为预防贫血，应该食用富含铁和蛋白质的动物肝脏、蛋黄、贝类、鱼类、黄绿色蔬类、牛奶、豆类等食物。

- 为预防妊娠中毒症，要减少、限制盐分和糖类的摄入。高盐分会引起水肿，糖类的甜食会引起肥胖，增加患妊娠中毒症的风险。

· 增加摄入富含蛋白质、维生素和矿物质的食品。如果缺乏蛋白质，血管就会变脆弱，患贫血或者妊娠中毒症的概率就会增大。因此要摄取富含优质蛋白质的豆类、绿色生鲜、瘦肉等，以及有助于促进蛋白质吸收的维生素和矿物质。

怀孕各个阶段应该摄取的营养

怀孕初期

· 在怀孕初期，为防止流产，要多吃富含维生素E的食物。杏仁、大豆、鸡蛋、西蓝花等含有丰富的维生素E。

· 摄取富含B族维生素的食物。若开始有妊娠反应，应多吃可减少孕吐的富含维生素B_6、维生素B_{12}的食物。黄绿色蔬菜和大豆富含维生素B_6，猪肉、牛肉和鱼贝类等富含维生素B_{12}。怀孕后，骨盆会扩大，背部或肩部等会胀痛，而且腰部也会疼痛。每天吃100克黄绿色蔬菜可以补充B族维生素，有助于缓解疼痛。

怀孕中期

• 在怀孕中期，要着重添加促进胎儿心脏和肝脏发育的富含牛磺酸、糖原的食物。章鱼、鱿鱼、虾等富含牛磺酸，牡蛎、青蛤、黑蛤等贝类所含糖分为人体最重要的供能物质糖原。

• 为了胎儿骨骼和肌肉的强壮，要充分食用富含锰和铬的食物。绿色蔬菜和黑麦面包中富含锰元素，糙米、牛肝、黑蛤、花蛤、鸡肉等富含铬元素。

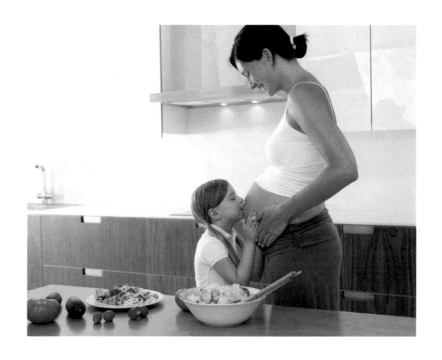

怀孕末期

临近分娩，要增加有助于分娩的富含维生素E的食物。糙米、大豆、花生、黄绿色蔬菜等富含维生素E，有助于氧气供给，缓解肌肉僵硬，顺产。像蛋黄或者猪肉等营养高的食品在分娩时也会有很大帮助。

• 为预防早产，缓解准妈妈痛苦，要充分摄入维生素C和富含有稳定情绪作用的碘元素的洋葱。

• 母乳从血液中形成。为了保证母乳喂养，应该增加可以提高血液量的叶酸和维生素B_{12}的摄取，如海藻类、鸡蛋、黑蛤、花蛤、动物肝脏、糙米等。

怀孕期间要避开的食物

怀孕期间有必不可少的食物，当然也有不能吃的食物。要好好利用怀孕这个形成健康饮食习惯的机会。这不仅是为了准妈妈自身的健康，也是为了胎儿的健康。

当然，培养健康的饮食习惯，可不像嘴上说得那么简单。因为我们的味觉与对身体好的食物比起来，似乎更喜欢对身体不好的食物。把甜美和柔软，即富含糖分和脂肪的食品放在嘴中虽然会很幸福，但是对身体来说却是一种不幸。另外，要远离类似咖啡因的刺激性、中毒性添加剂也并非易事。还要避免摄取以酒为代表的所有乙醇类饮料。含有反式脂肪或各种添加剂的快餐食品虽然也是一种很难抵御的诱惑，但还是要尽量远离。除此之外，还有些食品在平时吃是没有关系的，但是怀孕期间应该注意少吃或不吃。

如果想生出健康又聪明的孩子，准妈妈首先要变得明智。要铭记并避开需注意的食物，如果抵挡不住瞬间的诱惑，抱着"吃一两次没事"的想法，会妨碍准妈妈养成健康的饮食习惯，对胎儿也会造成不好的影响。

现在来了解下怀孕期间不能吃的食物，以及适量可以而不能过量的食物。

酒

怀孕期间如果大量饮酒，就可能导致"胎儿乙醇综合征"，即面部畸形、发育迟缓等。并且，出生后也可能出现生长发育缓慢、运动障碍、语言障碍和精神障碍等问题。

含咖啡因的食物

大量咖啡因将加大出生低体重儿、胎儿畸形和流产的风险。准妈妈要尽量克制饮用咖啡、红茶、绿茶、巧克力饮料、可可茶等富含咖啡因的饮料。

快餐食品

如果大量摄取盐分，就很容易患妊娠中毒症。为了预防此疾病，应该避免食用快餐食品。快餐食品是造成肥胖的因素之一，还会导致胎儿患异位性皮炎（Atopic dermatitis）之类的过敏性疾病。因此，准妈妈不要食用火腿、方便面、汉堡包、比萨饼等快餐食品。

绿豆

绿豆会导致消化机能下降，不利于准妈妈的身体健康。并且绿豆性寒，所以寒性体质的准妈妈最好不要食用。

芦荟

和绿豆相同，芦荟性寒，而且也会使消化机能下降，所以准妈妈多吃无益。特别是可能导致寒性体质的准妈妈腹痛并伴随骨盆内出血，所以要格外小心。

赤豆

赤豆也是寒性食物，大量摄入会刺激子宫收缩，激素分泌变多，有生育畸形儿的风险。但是，产后食用赤豆有利于消除水肿和排尿。

生姜

当妊娠反应严重时，喝少量的生姜茶虽无大碍，但是生姜本身性极热，经常食用，可能导致荨麻疹。并且类似生姜这样辣的食物，对胎儿也会造成不利影响。

薏米

薏米容易导致准妈妈便秘，大量食用，会妨碍胎儿的正常生长。但是，薏米对消除水肿和减肥效果显著，是不错的产后食品。

米酒

米酒是妨碍母乳分泌的代表性食物，米酒中的糖分会妨碍胎儿对钙的吸收。

白砂糖

白砂糖阻碍钙的吸收，所以准妈妈为了自身和胎儿，尽可能不要食用，可以用适量天然蜂蜜或者糖稀代替。

怀孕期间可以有性生活

有人认为怀孕期间应该禁止性生活，其实这是没有必要的。如果小心一点儿，在怀孕期间，有性生活是可以的。怎样做才能在不危害准妈妈和胎儿健康的前提下进行性生活呢？下面来了解一下在怀孕期间的各个阶段，进行性生活时应该注意的事项，以及恰当的体位。

怀孕初期

怀孕初期，受精卵植入子宫还没多久，胎盘还处于不稳定状态。为了避免早期流产的危险，所以进行性生活时要小心。

尽量避免过激的动作，缩短时间，减少次数。

这一时期的准妈妈因为妊娠反应或者抑郁症，性欲下降，所以丈夫要密切地观察妻子的心理状态和身体状态，不要勉强妻子。夫妻间如果经常沟通，用充满爱的抚摩来增进相互间的感情和信赖，就算没有性生活，也可以得到满足感。

怀孕初期适合的体位

· **正上位：** 丈夫采取膝盖和两手撑地的体位。不要压迫妻子的腹部，插入也不深。

· **交叉位：** 丈夫稍微扭动上半身，插入不太深。

· **伸张位：** 妻子和丈夫全部伸展开身体，此体位，因为丈夫的身体不灵活，所以可以避免激烈的动作。

怀孕初期应该避免的体位

· **女上位：** 插入太深，要避免。

· **弯曲位：** 插入太深，可能会影响子宫。

· **后背位：** 太过压迫子宫，要避免。

怀孕中期

　　怀孕中期，孕吐症状消失，胎盘已经发育稳固，这时候进行性生活就比较安全了。但是子宫变大，准妈妈的腹部开始凸起，因此要采取不压迫腹部的体位进行性生活。另外，因为阴道和子宫黏膜变软，很容易受伤，所以不要做插入手指等动作，万一性生活之后出现出血或者小腹严重疼痛或者抽痛，应立即前往医院诊治，并避免性生活。

怀孕中期适合的体位

　　· **后侧位**：丈夫在妻子的后方侧躺，不会对胎儿造成影响，可以根据需要调整结合的深度。

　　· **前侧位**：因为妻子与丈夫面对面侧躺结合，所以不压迫腹部，插入也不深。

　　· **后左位**：丈夫在后方支撑妻子的上半身，丈夫体重没有完全下压，可以调节插入深度。

怀孕中期应该避免的体位

• **正上位、伸张位**：丈夫的体重给妻子带来压力，最好避免。

• **女性上位**：插入太深，需避免。

• **弯曲位**：插入太深，可能会影响子宫。

• **后背位**：过于压迫子宫，要避免。

怀孕末期

怀孕末期，准妈妈不仅腹部大幅度隆起，乳房变大，而且体重也会大幅度增加，行动不便。因此，丈夫要给予妻子最大限度的照顾，减少性生活的次数，并且性生活过程中要更加小心。准妈妈如果受到强烈的刺激，就会有羊水破裂的危险，细微的刺激就会使阴道受伤，或者导致子宫收缩。临近分娩的9个月以后，应禁止进行性生活。

怀孕末期适合的体位

• **后侧位**：丈夫在妻子后侧躺，不会对胎儿产生影响，可以调节想要插入的深度。

· **后左位**：丈夫在后方支撑妻子的上半身，丈夫体重没有完全下压，可以调节插入的深度。

怀孕末期应该避免的体位

· **正上位、伸张位**：丈夫的体重给妻子带来压力，最好避免。

· **女性上位**：插入太深，需避免。

· **弯曲位**：插入太深，可能会影响子宫。

· **后背位**：太过压迫子宫，要避免。

生出聪明孩子的特殊胎教

　　胎教是对在母亲子宫中为了来到这个世界而正在生长的胎儿进行的教育。它不仅可以稳定准妈妈情绪，给予胎儿多样的刺激，而且还有助于加深胎儿与父母的交流，使胎内环境变得更舒适，有助于促进胎儿健康成长。不仅如此，研究表明，接受过胎教的孩子在出生后的视觉、语言发育更为迅速。这是因为胎教，不仅可以使胎儿在子宫中受到更多的刺激，而且看到的、听到的信息也会变多，从而促进其大脑发育。

　　实际上，胎儿在怀孕中期听觉就发育了，不仅可以听到准妈妈身体中的声音，也可以听到外部的声音，而且怀孕超过30周，胎儿就可以区分子宫外的明暗变化了。

在这一时期，如果让胎儿听一些好的音乐或者鸟鸣等自然界的声音，那么相比于没有接受胎教的孩子，出生后成长为智力出色的孩子的可能性要更大。所以，父母想要孩子聪明，必须在胎教上付出很大的努力。

下面来了解一下生出聪明孩子的胎教方法。

胎教日记
——使准妈妈保持稳定的情绪

胎儿通过与母亲联结的脐带敏感地感受母亲的情感状态并做出反应。例如，当准妈妈的心情忧郁或者不安和准妈妈的心情很好时，分泌的激素是不同的，胎儿通过脐带对此进行感知，从而产生脑电波和行动的变化。因此，胎教中最重要的是准妈妈心理上的安定和幸福。准妈妈可以在稳定的环境中快乐地生活，那么，胎儿就可以幸福快乐地成长。

胎教日记在这种意义上是非常好的胎教方法。准妈妈写胎教日记时可以平心静气地反省自身，寻找到内心的安宁。准妈妈可以准备漂亮的笔记本，试着记录下怀孕后的种种情感及胎儿生长的过程，那么，对即将出生的孩子的爱，也会变得更深。

　　胎教日记没有必要像作业一样每天都写。每天都写的任务感本身就是一种压力，如果没什么话写也是种烦恼。因此，保持轻松的情绪，快乐地写，想起时、想写时就拿起笔写几句。怀孕期间一定有一些想要记住的事情，那么，就怀着愉快、幸福的感情去写怀孕日记吧，胎教效果一定非常好。

　　如果想写却不知该写什么，那么参考下列事项后再开始写属于自己的胎教日记吧。

胎教日记，写什么好呢

• 通过超声波看到胎儿生长的情况后，记下感受。

• 记下胎儿对某个故事、某首乐曲的反应。

• 将第一次确认怀孕的那天、第一次感受到胎动的那天等有纪念意义的事件记录下来。

• 写下自己听音乐、看话剧、看书等的感受。

• 把想对孩子说的话写下来。

• 把练习准妈妈体操的内容等细小琐碎的日常小事记录下来。

• 写下自己和丈夫对腹中孩子的爱，以及等待孩子出世的激动心情。

- 把丈夫为怀孕的妻子做的事写下来。

- 记下吃完想吃的食物后的感觉和心情。

胎谈
——胎儿喜欢父母的声音

胎谈，即和胎儿交谈，是胎教中最能加深父母和胎儿间感情的方法。胎儿听到父母的声音，从中感受到爱，并获得安全感。并且，进行胎谈成长的孩子相比于那些没有进行胎谈的孩子，社会性发展得更好，认知能力、行动能力和知识学习能力等更出色。

当然胎儿并不是从一开始就能区分出父母的声音。反复听过很多次之后才能将父母的声音与其他声音区别开来，并以胎动等方式做出回应。

第一次胎谈可能会比较奇怪。因为我们并不擅长与看不见的胎儿聊天，而且也不知道该聊什么，有可能会迟疑、犹豫不决。胎谈没有规则，把胎儿想象成看得见、摸得着的孩子，自然地聊天就好了。这样在不知不觉间，与胎儿的对话就会变得愉快起来。

相对于准妈妈，准爸爸所做的胎谈效果更明显。因为对于羊水中的胎儿来说，相比于音调较高的准妈妈的嗓音，音调低沉的准爸爸的嗓音能够更易被听到。所以，准爸爸的作用是非常重要的，不要敷衍了事，每天都要尽量腾出时间和胎儿聊天。要抚摩着准妈妈的腹部做胎谈，这样可以让胎儿感受到亲密感，胎教效果更好。

有效的胎谈

• 用很大的声音说话会给胎儿带来不安感，所以并不恰当。慢慢地、口齿清晰地用稍微低一点儿的声音才会给胎儿带来安全感。

• 进行交谈时，不要使用命令性、强制性的语气，要像胎儿在眼前一样，用温和的态度进行交谈。

• 以征求胎儿的意见的语气提问也不错。例如，"孩子啊，今天心情如何？"或者"妈妈现在给你读童话故事听好不好？"

• 胎儿能够很好地记住多种声音的高低、强弱和音色等。

因此进行胎谈时，应该最好使用符合谈话内容的音色或者调整音调强弱变化。例如，愉快的谈话使声音也变得愉快，平静的谈话则使用令人感到安定的嗓音。

• 要经常说怀孕后多么高兴、等待胎儿出世有多么幸福等充满爱的话。

音乐胎教
——听什么音乐好呢

在胎教中，音乐是不能遗漏的一项。音乐具有撼动人心的力量，听好的音乐，有助于准妈妈心理安宁，同时对胎儿也是非常好的刺激剂。特别是在现在这个智商和情商同等重要的时代，可以提高胎儿情商的音乐胎教是非常有必要的。情感越丰富，认知能力和智商就越高，所以音乐胎教也是生育聪明孩子的一种方法。

无论什么类型的音乐，在胎教中的作用都是有益的吗？

胎教音乐还是听大气舒缓的古典音乐较为合适。研究表明，特别是古典音乐，可以给胎儿带来积极的影响，如莫扎特的音乐可以提高孩子的智商，巴赫的曲子可以提高孩子的专注力。

胎教音乐并不一定就只听古典音乐。也有的准妈妈不喜欢听，在这种情况下，与其强迫自己听古典音乐，还不如根据自己的喜好选择自己喜欢的音乐。因为无论多好的音乐，准妈妈如果勉强去听，那么胎儿也会和准妈妈一样感到心情糟糕。

除古典音乐外，国乐、冥想曲、童谣、歌曲、圣歌等音乐也可以作为胎教音乐拿来听。不要固执地局限在一种类型，最好尝试多种类型的音乐。冥想曲是鸟鸣、水声等自然的声音，具有可以给胎儿带来多样刺激的优点；至于童谣，准妈妈时不时地直接唱给胎儿听也不错。

在听胎教音乐时，要避免听太吵、音太高或者太低、理解困难的音乐，应该选择可以舒缓心情的音乐。另外，在胎儿醒着的时候听，音量也要适当。

用来做胎教的古典音乐

· **莫扎特**：摇篮曲、钢琴奏鸣曲K330、第15号钢琴协奏曲、G大调弦乐小夜曲、第23号钢琴协奏曲柔板、第3号圆号协奏曲K447、第22号小提琴奏鸣曲、双钢琴奏鸣曲、渴望春天等。

- **舒伯特**：歌剧《罗莎蒙德》中第二幕后间奏曲、摇篮曲、圣母颂、小夜曲、军队进行曲。

- **普契尼**：《蝴蝶夫人》中的《永别了，爱恋的家》选段。

- **亨德尔**：小提琴协奏曲、竖琴协奏曲。

- **贝多芬**：交响曲第9号"合唱"中急板、交响曲第6号全员第四乐章、悲怆奏鸣曲中第二乐章柔板流畅。

- **伊万诺维奇**：《多瑙河之波》。

- **海顿**：小夜曲、弦乐四重奏。

- **巴赫**：羽管键琴协奏曲中广板、管弦乐组曲、勃兰登堡协奏曲第5号D大调中快板、G弦上的咏叹调。

- **克莱斯勒**：《爱之喜悦》。

- **李斯特**：《爱之梦》第3号。

- **德彪西**：《大海》《月光》。

- **比才**：双钢琴组曲《儿童游戏》。

- **舒曼**：《童年情景》中的梦幻曲。

- **维瓦尔第**：《四季》中的第1~2乐章、长笛协奏曲。

- **约翰·施特劳斯**：《蓝色多瑙河》《维也纳森林的故事》。

·**德沃夏克**：《幽默曲》。

·**肖邦**：《小狗圆舞曲》《夜想曲》。

·**古诺**：《圣母颂》。

读书胎教
——怎样读才好呢

为胎儿读书时，应多选择童话书。因为童话书中会配有很多插图，能够同时刺激准妈妈的视觉和听觉，而且内容健康，适合为胎儿阅读，同时又富含趣味性，有助于胎儿的人格形成。

但也没有必要只拘泥于童话书，只要不是内容残忍恐怖，或有违公序良俗的书。给胎儿读一般的书也不错，例如，杂志和新闻中合适的报道也会对胎教有益。实际上，研究表明，与只读太容易的书相比，读稍难的书更有利于胎儿的大脑发育。因此，每周为胎儿读一次稍难的书也是很好的选择。

书，这样读

· 读有很多图画或者照片等色彩丰富的书。

· 不要读得太快，想象着此时胎儿在与自己一起看书，慢慢读。

· 像演员一样，根据登场人物和故事情节的变化，变换声调去读。

· 怀着丰富的感情去读。

· 在读的过程中，要时常向胎儿提问，不断"对话"。

· 准爸爸要定期为胎儿读书。

· 反复读同一本书，书的内容会留在胎儿的潜意识中。

稍微特别的身体胎教

大家常说从小学习钢琴的孩子聪明。为什么呢？这是因为手指的运动会对大脑产生刺激，所以我们的大脑并不仅仅是用脑多了才发达，身体上的刺激也起着同样重要的作用。

在胎教中也要充分利用身体的运动。胎儿几乎是通过准妈妈接受全部刺激，准妈妈看到的、听到的，胎儿也同样"看得到""听得到"。而且，如果准妈妈动脑筋，胎儿也会动脑筋，即准妈妈如果通过身体活动给予脑部刺激，胎儿就会受到刺激而快速地转动大脑。

因此，胎教中母亲通过身体活动去刺激大脑运转是一件非常重要的事。虽然很简单，但是通过活动身体来刺激大脑，就可以给胎儿带来与听音乐或看书这类胎教非常不同的刺激。

利用身体胎教

· **用手指画图**：用手指反复画比较简单的圆形、四边形或三角形，会给胎儿带来很好的刺激。

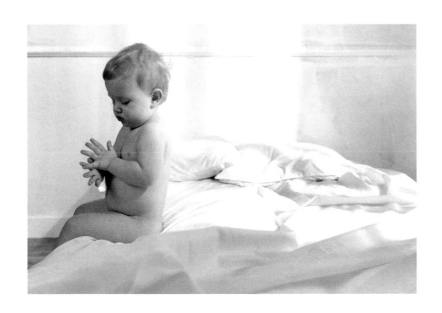

·**拍手**：经常拍手，不仅有利于血液循环，促进准妈妈健康，而且对胎儿也很有利。特别是边和着音乐节拍或者唱着童谣等拍手，可以刺激胎儿的听觉，引导其做出积极的反应。

·**大笑**：笑是治疗百病的良药。当人笑时，不仅肌肉的活动会刺激大脑，而且身体还会分泌使人心情变好的激素，有利于胎儿健康。特别是边笑边抚摩胎儿所在的腹部，效果会加倍。同时，看着开朗的笑脸照片笑时，可以提高胎儿的情商。笑是准妈妈身心健康最好的灵丹妙药。

·**和胎儿一起跳舞**：和着节拍跳舞，可以缓和肌肉紧张，促进大脑细胞补氧，对胎儿和准妈妈都有益处。准妈妈平时在自己喜欢的音乐节奏下，自然地舞动身体，是促进胎儿左脑和右脑同时发育的好方法。若托着腹部跳舞的话，效果会更好。

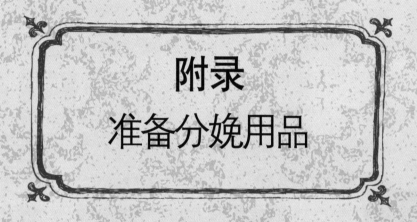

附录

准备分娩用品

怀着幸福的心情
仔仔细细、确保无疏漏

　　分娩用品最好在怀孕7～8个月时慢慢准备。仔细核对要买的、借的、沿用的、收到的礼物等，并精心确认。而且准备时，应该考虑分娩季节。如果孩子在春天出生，就要准备不厚且衣料柔软的衣服；如果孩子在夏天出生，产衣、浴巾、纱布手绢等要稍微准备充足一点；如果孩子在秋天出生，需要购买秋季的衣服，并准备加湿器等；如果孩子在冬天出生，应多准备御寒用品，如棉包裹布、帽子、手套、袜子等。

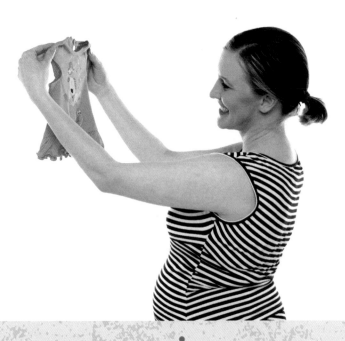

衣服类

· **婴儿服2～3件**：购买纯棉制品，孩子夏天出生，就要多准备几件；医院会提供一套；作为礼物，也会收到很多。

· **内衣3～4套**：购买纯棉制品。

· **帽子一个**：为防止外部刺激，外出时戴。

· **孩子太空服一套**：拉链或者纽扣连结到腿部的最好。

· **布制尿布20～30件**：需纯棉制品，购买足够量。

· **尿布围裤2个以上**：购买松紧带较松、防水、透气性好的产品。

· **一次性隔尿垫**：新生儿时使用最多，购买足够量。

· **围嘴2～3个**：购买吸收力好的。

· **手套和脚套各一套**：购买纯棉制品，脚套可以用袜子代替。

床上用品类

· **裹里单2件**：因为要包裹孩子身体，所以要购买纯棉和绒质的产品。

· **外裹被一个**：因为外出时需要用，所以要买体积小且轻便的，在室内也可以当被子用。

· **毯子一条**：购买轻柔且保温性好的。

· **被褥一套**：购买易水洗的。

哺乳用品

• **奶瓶4~5个**：大的和小的平均购买，即使母乳喂养，喝大麦茶时也用得到。

• **奶瓶消毒器一个**：购买便于给奶瓶等物品进行一次性消毒的产品。

• **奶瓶清洗刷一个**：购买尖端部分是海绵，中间部分是刷子的产品。

• **奶瓶夹子一个**：用于取出消毒后的烫奶瓶。

• **吸乳器一个**：母乳喂养时购买，电动吸乳器比较方便。

• **奶嘴个数对应奶瓶个数+应急用2个**：因为要每天消毒，所以购买柔软有弹力的。

• **哺乳靠垫一个**：平平的比上面是圆的更好。

沐浴用品和卫生用品

· **毛巾2条**：购买沐浴后足够裹住孩子的身体且柔软棉质的毛巾。

· **泡沫澡巾一件**：形态为手套样式的较为方便。

· **纱布手绢20件**：白色和其他颜色平均购买。

· **浴盆、浴**：根据需要购买。

· **棉棒一盒**：购买细且柔软的新生儿专用产品。

· **婴儿肥皂一块**：购买有保湿效果且温和的产品。

· **体温计一个**：购买贴在耳朵和额头上测量体温的产品。

· **修甲剪一个**：对新生儿来说，相比于指甲刀，修甲剪更适合。

· **婴儿用洗衣皂一块**：购买刺激性小的产品。

· **婴儿洗鼻器一个**：购买尖端部分柔软的硅胶产品。

皮肤保养品

• **婴儿霜：** 根据需要购买。

• **婴儿乳液一瓶：** 购买婴儿专用的、保湿效果好的、刺激性小的产品。

• **婴儿爽身粉一盒：** 爽身粉分为粉末型爽身粉和外出时方便携带的粉盒型，根据用途购买。